老年医学伦理问题分析及应用

主　编　田喜慧

副主编　郑　曦　张　翼

编　　者（按姓氏笔画为序）：
马正君　马春雷　邓宝凤　田喜慧　朱一英　刘向国
李　阔　张　良　张　翼　张守字　陈雪丽　郑　曦
姚　锐　夏　东　游　巍

参　　编　刘　萍　刘素珍　赵炳云

学术秘书　李　阔

中国协和医科大学出版社

图书在版编目（CIP）数据

老年医学伦理问题分析及应用 / 田喜慧主编. —北京：中国协和医科大学出版社，2016. 7

ISBN 978-7-5679-0599-3

Ⅰ. ①老… Ⅱ. ①田… Ⅲ. ①老年病学-医学伦理学 Ⅳ. ①R592-05

中国版本图书馆 CIP 数据核字（2016）第 147576 号

老年医学伦理问题分析及应用

主　　编：田喜慧
责任编辑：吴桂梅　吴积文

出版发行：**中国协和医科大学出版社**
（北京东单三条九号　邮编 100730　电话 65260431）
网　　址：www. pumcp. com
经　　销：新华书店总店北京发行所
印　　刷：北京佳艺恒彩印刷有限公司

开　　本：787×1092　1/16 开
印　　张：12. 75
彩　　页：1
字　　数：260 千字
版　　次：2017 年 1 月第 1 版
印　　次：2017 年 1 月第 1 次印刷
定　　价：30. 00 元

ISBN 978-7-5679-0599-3

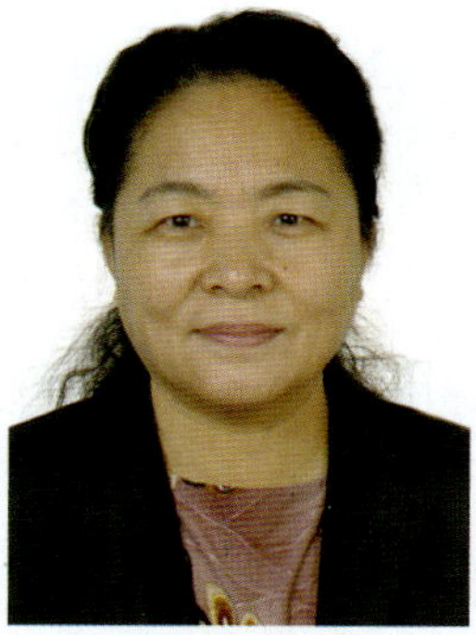

主编简介

田喜慧，女，硕士研究生学历，高级政工师，北京老年医院党委书记、副院长，2015年在加拿大多伦多学习现代医院管理，还先后在中国香港、澳门、台湾，以及美国、日本、法国医疗卫生机构学习医院绩效管理和考察医疗卫生服务体系建设。现任北京医学伦理学会常务理事，北京医学会医学伦理学专业委员会委员，中国企业文化研究会医药卫生委员会理事，中国医师协会《中国医学人文》杂志编委。

田喜慧女士致力于医院人文道德建设和医学伦理方面的研究，在医疗机构伦理工作、采供血伦理问题、老年医学伦理问题、临终关怀伦理问题、医学伦理问题审查等领域具有较高的理论水平和较丰富的实践经验，并多次在有关医疗卫生机构授课和交流。参编《中国机构伦理委员会建设》等书籍，在相关核心期刊上发表多篇文章，其中数篇文章获得中华医学会、北京医学伦理学会等机构颁发的奖项，目前正在参与国家社会科学基金项目“我国生命临终关怀模式的管理研究”。

内 容 简 介

随着现代科技的进步和社会人口老龄化的加剧，老年医学受到越来越高的关注，老年医学的发展日新月异。本书结合临床、教学与科研的实际，分别从医学伦理学发展、老年慢病管理、老年急性期救治、中期照护、长期照护、临终关怀、临床检查、药物使用、就医环境、医患关系、伦理教育、科研伦理、医疗机构建设等方面存在的主要伦理问题，进行详细介绍，并根据案例分析提出建议，起到了促进老年医学伦理学与老年医学同步发展的作用。本书可为老年医学工作者提供参考和借鉴。

前 言

“有时去治愈；常常去帮助；总是去安慰。”这句铭言既让人们正确地认识到医学能够起到的真正作用，也强调了医学伦理中人文关怀的重要意义，更是老年医学工作者在为老年患者服务过程中始终遵循和不断践行的一句话。

近年，随着人口老龄化进程的加剧和健康老龄化的推进，老年医学迅速发展，备受人们关注。目前国际上公认，老年医学是医学的一个分支，是关系到老年人的疾病预防、临床诊断治疗和社会活动等各方面的一门综合性新兴学科，涵盖了老年人的健康促进、疾病预防、疾病诊治、功能康复和临终关怀等各阶段。老年医学在分析老年患者疾病表现的同时，综合评估其生理、心理和社会环境等因素，以多学科团队共同诊疗的方式来解决医学和医学伦理学的问题。因为老年患者所具有的生理、心理、保健和疾病等特点，老年医学与其他医学学科注重单病治疗不同，也使得老年医学较之其他医学学科涉及更多的伦理问题。对于这些伦理问题怎样去看待、如何去解决，是“银发浪潮”袭来的形势下所面临的新课题。

本书将老年医学的新知识、新理念和医学伦理学原理相结合，本着“归纳创新，以例喻理，注重实用，特色鲜明”的原则编写。全书共分十三章，在全体编写人员的汇智创作下，以案例分析的形式将老年医学中老年病急性期、中期照护、长期照护、临终关怀等阶段及老年病诊治过程中的医患沟通、教育、科研等方面易于出现的伦理问题进行分析，提出应用建议，旨在为老年医学工作者在遇到此类问题时提供借鉴。我们希望能以此书开创老年医学中伦理问题分析之先河。本书除适用于医务工作者外，也适合老年患者和家属阅读，成为医患间沟通和交流的桥梁。

由于我们的编写水平、能力有限，难免存在疏漏与错误，同时属于探索性和创新性的内容不够成熟，真诚地期待各位学者、同仁和广大读者不吝赐教。

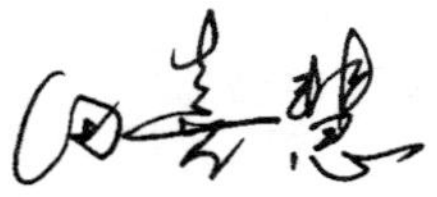

2016 年 12 月

目　　录

第一章　绪论 …… 1
第一节　医学伦理学 …… 1
第二节　老年医学 …… 10
第三节　老年医学伦理问题 …… 14
第二章　老年医学伦理问题的处理原则与方法 …… 18
第一节　老年医学伦理问题的处理原则 …… 18
第二节　老年医学伦理问题的处理方法 …… 20
第三章　老年慢病管理中的伦理问题 …… 24
第一节　老年健康概述 …… 24
第二节　老年慢病及其管理现状 …… 26
第三节　老年慢病管理中的伦理问题分析及应用 …… 32
第四章　老年病急性期救治的伦理问题 …… 37
第一节　老年病急性期概述 …… 37
第二节　老年病急性期救治中的伦理问题 …… 39
第三节　老年病急性期救治中的伦理问题分析及应用 …… 43
第五章　老年中期照护的伦理问题 …… 54
第一节　老年中期照护的概述 …… 54
第二节　老年中期照护的伦理问题分析及应用 …… 57
第六章　老年长期照护的伦理问题 …… 65
第一节　长期照护概述 …… 65

第二节 长期照护中的伦理问题 …… 72
第三节 长期照护中伦理问题分析及应用 …… 76
第七章 临终关怀的伦理问题 …… 79
第一节 临终关怀概述 …… 79
第二节 临终关怀的伦理问题 …… 82
第三节 临终关怀中的伦理问题分析及应用 …… 85
第八章 老年医学医技工作中的伦理问题分析及应用 …… 87
第一节 药事工作中的伦理问题分析及应用 …… 87
第二节 医学检验工作中的伦理问题分析及应用 …… 91
第三节 医学影像检查工作中的伦理问题分析及应用 …… 93
第四节 介入治疗工作中的伦理问题分析及应用 …… 96
第九章 老年患者就医环境的伦理问题 …… 100
第一节 老年患者就医环境概述 …… 100
第二节 老年患者就医环境伦理问题分析及应用 …… 104
第十章 医患关系中的伦理问题分析及应用 …… 110
第一节 医患关系概述 …… 110
第二节 医患关系中的伦理问题分析及应用 …… 112
第十一章 老年医学伦理教育中的问题 …… 118
第一节 医学伦理教育的内容 …… 118
第二节 医学伦理教育中的问题 …… 122
第三节 伦理教育问题的分析及应用 …… 123
第十二章 老年医学科研中的伦理问题 …… 129
第一节 医学科研伦理概述 …… 129
第二节 老年医学科研伦理问题分析及应用 …… 135
第十三章 老年医疗机构管理的伦理问题 …… 140
第一节 医疗机构管理伦理概述 …… 140
第二节 老年医疗机构管理伦理的问题 …… 147
第三节 老年医疗机构管理的伦理问题分析及应用 …… 149
附录 相关法律法规 …… 153
附录一 日内瓦宣言 …… 153

附录二　国际医学道德守则 …… 153
附录三　人体生物医学研究国际伦理指南 …… 154
附录四　生物医学研究审查伦理委员会操作指南 …… 158
附录五　世界医学会《赫尔辛基宣言》 …… 167
附录六　药物临床试验质量管理规范 …… 170
附录七　医疗器械临床试验质量管理规范 …… 180
附录八　医学道德规范 …… 193

第一章 绪 论

古往今来，医学伦理的内涵和应用原则随着医学职业的不断发展以及社会、经济、文化等因素的改变而发生着改变。随着人类文明的不断进步，医学与生命科学的迅速发展，医学伦理问题研究更趋活跃。近年，随着人口老龄化进程的加剧和健康老龄化的推进，老年医学发展备受人们关注，特别是因为老年患者特有的生理、心理、保健和疾病等特点，使得老年医学较之其他医学学科涉及更多的伦理问题。因此，探讨老年医学伦理问题就必须了解和研究医学伦理学、老年医学的起源及相互关系，以及老年医学伦理问题的特性和表现。

第一节 医学伦理学

医学伦理，简单地说就是在医学相关的活动中，当事者之间表现出或存在着的道德关系。“医学伦理学”实际上是一般伦理学原理在医疗实践中的具体运用。由于医学本身就含有伦理因素，是一个依赖道德而存在的职业，以助人为目的，以维护生命、发扬人道为职责，因此，医学伦理学这门由医学和伦理学相交叉形成的边缘学科，不仅体现着人们的爱憎、社会的好恶，还规范着医疗卫生人员的行为。

一、医学伦理学概述

《老子》开篇第一章有这样一句论断：“无名，天地之始；有名，万物之母。”意思是说，天地之间的万事万物，在最初萌发的时候都是没有名字或称呼的，一旦某个东西或事物有了名字称呼，那就意味着它已经开始萌芽或发展，并被人们所认识，医学和伦理学自然也不能例外。因此，我们可以从医学的由来与医学伦理学的起源和发展来了解医学伦理学的概念。

（一）医学的由来与类别

所谓医学，就是医者（医生）在治病救人的过程中由于认识的不断深化，经验的不断积累，由少至多、由浅入深逐渐构建的一个相对完整的专门的认知体系。在这个体系中，医学与医者（医生）相辅相成，密不可分。医学因医者而形成并发展；医者因医学而存在并成长。

医学可因其萌生、发展的时间距今远近，分为“古代医学”与“现代医学”。也可因其萌发的土壤和形成的文化背景，分为“西方医学”与“东方医学”。其中，存留至今的古代医学，又被人们称之为“传统医学”。

传统医学，其实就是在自然哲学观念指导下的古代医学，主要有古印度的“三元质学说”、古希腊的“四体液学说”和中国自古形成的“阴阳五行学说”等。随着现代医学的发展，曾经在世界多个文明古国风行一时的传统医学几乎萎缩殆尽，存留至今且影响有所扩大的传统医学，只剩下中国的中医药学“一枝独秀”。

现代医学（俗称“西医”）是欧洲十五世纪文艺复兴运动以后才逐渐发展起来的，并于最近一二百年迅速走向全世界。现代医学最大的特点之一，是将动物实验引入了医学，并尽可能地利用生物、物理、化学等科学来发现新知并为医学服务。

总之，无论是传统医学，还是现代医学，均是人类的先辈们留给后代宝贵的精神物质遗产，都应得到世人的重视、保护、研究和发展。它们各有所长，其中传统医学长在“宏观”，即人文、辩证和主张人与自然的和谐，并主张通过“顺应”来达到医疗与保健之目的；而现代医学则长在“微观”，即主张通过搜集证据和通过外来的修补与替代等“对抗”技术，来实现医疗、保健之目的。传统医学与现代医学采取的方法虽然有所不同，但目的都是通过预防、治疗人们可能罹患的身心疾病，来维护、恢复和增进人体的健康，提高人的生命和生活质量。

（二）医学伦理学的起源与发展

医学伦理学是伦理学与医学结合的产物。《辞海》对“伦理学”的诠释是“关于道德的起源、发展，人的行为准则和人与人之间的义务的学说，亦称‘道德哲学’”。伦理学之所以要与医学“联姻”，是因为无论是现代医学，还是传统医学，研究和服务的对象都是人，而人除了具有生物属性外，还具有社会属性。医疗服务中，医生除了面对疾病外，还要面对得病的患者及其亲友，用美国著名医史学家西格里斯的话说就是：“每一个医学行动始终涉及两类当事人：医师和病员，或者更广义地说，医学团体和社会，医学无非是这两群人之间多方面的关系”。生物属性是医学研究和服务的基础，社会属性则决定了医学必然要向人文社会科学靠拢和渗透，医学伦理学正是医学和伦理学相互靠拢、相互渗透结出的硕果之一。医学伦理学的产生主要来源于医疗工作中医患关系的特殊性质。患者求医时一般要依赖医务人员的专业知识和技能，因为他们对医疗质量的了解与医生相比存在有极大的不对称性。所以患者常把自己的一些隐私告诉医务人员。这意味着患者在信任医务人员的同时，也给医务人员带来一种特殊的道德义务：把患者的利益放在首位，采取相应的行动使自己值得和保持住患者的信任。

关于医学伦理学最早的记录是公元前四世纪的《希波克拉底誓言》，其要旨是医生应根据自己的“能力和判断”采取有利于患者的措施，保护患者的隐私。公元一世纪，古印度《吠陀》经和公元七世纪希伯来的《阿萨夫誓言》对医生也都提出有类似的要求。公元七世纪中国孙思邈在《大医精诚》一文中也写有医者行为的准则，如“若有疾厄来求救者，不得问其贵贱贫富，长幼妍媸，怨亲善友，华夷愚智，普同一等，皆如至亲之想；亦不得瞻前顾后，自虑吉凶，护惜身命”等。

中世纪的西方天主教学者从基督教神学伦理学的观点探讨医学伦理学，提出了“双重效应学说”，即一个行动可以引起有意的、直接的效应和无意的、间接的效应，如果不是有意的话，在某些条件下可以容忍一个行动带来的间接的不良效应。新教学者的观点非常接近天主教的观点，但他们强调应让患者知情，并就自己的医疗问题做出自己的决定。1940年的《纽伦堡法典》则体现了传统的非宗教的医学伦理学，该法典放弃了受试者由研究人员保护的旧观念，代之以受试者具有自我决定权、知情同意权的新观念。

到了20世纪末，医学伦理学学说回到希波克拉底传统的趋向，认为患者的自主权不是绝对的，一切应以患者利益为中心。《后希波克拉底誓言》强调了患者利益放在首位，同时也包含了原来的《希波克拉底誓言》所没有的尊重患者价值和权利等内容。20世纪世界医学联合会通过的两个伦理学法典——1948年的《日内瓦宣言》和1949年的《医学伦理学法典》，都发展了《希波克拉底誓言》的精神，明确指出患者的健康是医务人员要首先关心、具有头等重要地位的问题，医务人员应无例外地保守患者的秘密，对同事如兄弟，坚持医业光荣而崇高的传统。

二、医学伦理学的学科特点

医学伦理学的学科特点主要表现在以下几个方面：第一，医学伦理学是一门科学性极强的边缘学科。医学伦理学作为医学和伦理学相互交叉形成的边缘学科，即以医学为基础的道德哲学，既不是空洞的说教，也不是抽象的思辩，它牵涉到人的生老病死，以及家庭和社会的健康、安定。它不仅提供善意和智慧等供人们参考、借鉴，而且通过准则或规范等形式，指导人们（特别是医务工作者）的行动，它既“立足”医学科学，又把“触角”由自然科学延伸到伦理学、心理学、社会学、道德学、管理学等人文科学领域，使其具有的科学性更具迷人的魅力。第二，医学伦理学是一门规范医务人员医德行为的规范科学。

即医德规范体系是医学伦理学的中心内容和主体部分，主要用来调整医疗实践中人与人之间、人与社会之间的关系。它告诉医务人员，什么样的医务行为是道德的，什么样的医务行为是不道德的，只有遵循医德规范，才能维护患者和社会的利益。第三，医学伦理学既具理论指导性，又具可继承性，能被学习、吸纳。也就是说，医学伦理学既是一种科学的思维认识，即建立在辩证唯物主义和历史唯物主义的科学基础上的正确思想，又是一种坚定的信念，即从医者自选择以救死扶伤为职业，就要“知行合一”，按医学伦理学的有关规定原则做人行医。第四，医学伦理学具有时代性，即能伴随着时间的推移、医学的发展、社会的进步而不断地充实、发展。

三、医学伦理学的基本原则

医学伦理学的基本原则实际上就是医疗服务提供者在应用医学伦理学的有关学说、原理指导自己的医学或医疗服务实践时，头脑中存在的正确思维、正确行动的依据和准则。医学伦理学的基本原则包括：有利、尊重、自主、不伤害、公正等。

（一）有利（行善）原则

“有利（行善）原则”，就是把有利于患者健康放在第一位，并切实为患者谋利益的伦理原则。所谓“有利”，在这里主要指医疗卫生工作者的行为能够为患者带来客观的利益和好处。能够为他人带来利益和好处的行为举动，实际上就是人们常说的做善事。故此，有利原则在西方又称“行善原则”。“有利原则”要求医疗卫生工作者为患者所谋的利益（所做的善事）既多且细，大致包括：①树立全面的利益观，从生理、心理到社会全面真诚地关心患者，想病者所想，解病者之忧，尽量满足患者的所有正当需求。②提供最优化的服务，努力使患者从中受益，解除或减少可治愈者遭受的痛苦，照料并帮助不能治愈的患者，以延续他们的生命，让他们安详地离去。③努力预防或减少难以避免的伤害。④帮助患者对利害得失进行全面的权衡，以选择受益最大、伤害最小、经济支出尽可能低廉的医学决策。⑤坚持医疗服务的公益原则，即将有利于患者同有利于社会公益有机地统一起来。⑥在“患者利益至上”思想的指导下，所有医疗卫生工作者心往一处想，劲往一处使，各负其责，各尽所能，共同维护患者的利益。

（二）尊重原则

此处所说的“尊重”，包括尊敬和重视两层意思。尊重原则有狭义的尊重原则和广义的尊重原则两种理解。狭义的医学伦理尊重原则，主要指医患双方交往时应该真诚地尊重对方的人格，并突出强调医疗服务人员对患者及其家属独立而平等的人格与尊严的尊重。广义的医学伦理学尊重原则，除尊重患者及其家属的人格权外，还强调应尊重患者的医疗人格权。患者享有的人格权，不仅是医学伦理学尊重原则合理性存在的前提和基础，而且是一个人生下来就享有的，应该得到肯定、尊重和保护的权利。这里所说的“医疗人格权”，包括患者的生命权、健康权、身体权、姓名权、肖像权、名誉权、荣誉权、人格尊严权、人身自由权、隐私权等。其中，自然人的生命权、健康权、身体权及其死后的遗体权等属于“物质性人格权”，其余的则属于“精神性人格权”。

需要指出的是，除了医患之间要互相尊重外，医务人员同行之间也要相互尊重，因为疾病的诊治、患者的康复，需要医生与护士间，临床科室与医技辅助科室、行政及后勤人员间，都离不开密切协作，相互补台。

（三）自主原则

自主，在英文中由“autos（自身）”和“nomos（法则）”组成，意思是自己决定。医学伦理学“自主原则”中的“自主”，主要指在疾病诊治中患者拥有的自我作主的权力。自主有三个基本特征：一是志愿性，是患者本身或家属的志愿行为；二是目的性，是患者建立在理性基础上关注后果的选择；三是坚定性，它不是因为外界干扰而妥协的选择。自主原则的实质是对患者独立人格和自主权利的尊重和保护，是广义的尊重原则的主要内容。具体包括患者的“自主知情”“自主同意”“自主选择”等内容，即医者在确实保证患者享有疾病诊疗知情权的同时，应主动地征求患者对疾病诊疗的意见，使其全程参与诊疗决策。医学伦理学中的自主，不仅是对患者应该享有权利的一种尊重和维护，而且结束了千百年来习以为常的“以疾病为中心”“以医生为中心”的疾病诊疗模式，转变为“以患者为中心”的新的诊疗模式。

实践自主原则有两个前提，一是需要医护人员在诊疗过程中为患者提供适量、正确，而且患者能够理解的相关信息，二是患者必须具有一定的自主能力。也就是说，尊重患者的自主，不仅没有让医者放弃或者减轻自己应尽的职责，反而对医者有了更高的要求，要求他们不仅要公开相关信息，而且要成为普及医药卫生知识的行家里手，能把高深的医学专业知识通俗地讲述给外行人。

坚持患者“自主原则”，还要求医者摆正患者自主与医方做主两者的关系，知道如何正确及时地行使医疗干涉权。医方做主，一般分两种形式：一是全权做主，就是在选择重大医疗决策时，当无法征求或不宜征求患者意见时，暂时不征求患方的意见，而由医方全权代替患者做决定；二是半权做主，就是在进行重大医疗决策时，先征得患者或其家属同意或授权，然后由医方代替患者做决定。当遇到下列情况时，医方做主比较多见：①患者病情十分危急，需要立即进行处置和抢救，来不及知情同意。②患者患“不治之症”，本人或其家属将治疗权全权授予医生。③“无主”患者需要紧急抢救，而本人又不能行使自主权。④患者患有对他人、社会有危害的疾病而又有不合理的要求和做法。总之，患者自主与医方做主，既矛盾，又相容；医疗干涉或医生做主，既有必要，又不可滥用。

（四）不伤害原则

这里所谓的“不伤害”，主要是指医疗服务（临床诊治）过程中绝不能让患者受到不应有的伤害。这一原则其实在“有利原则”（行善原则）中已经有所包含，此处之所以将其单独罗列出来作为医学伦理学的一条独立原则，意在强调：“不伤害”是医疗服务必须“有利”于患者的底线和基础。为了避免和预防医疗服务过程中对患者可能造成的伤害，医学伦理学对医疗服务提出如下自律要求：①强化“以患者为中心”的理念。杜绝由于医者丧失职业道德拒绝必需的临床施治，或因“见病不见人”而滥施于患者的不必要的诊治等造成的对患者的直接或间接伤害。②恪尽职业操守。要千方百计地防范诊疗中虽然无意识却可能对患者造成的伤害，以及意外伤害的出现；要尽可能地防范因误诊误治而给患者增加的身体的、心理的、经济的、人格的等方面的痛苦或伤害。③辩证地处理审慎与胆识的关系。力求选择最佳的诊治方案，并在实施中尽最大的努力，把可能发生的伤害减少在最低限度之内。④遵循最优化原则。争取以最小的代价（少痛苦、少花钱、少拖延、少后顾之虑等）让患者获得最大的利益和最好的医疗护理服务等。⑤不滥用医生的权力。例如，不滥施辅助检查，不滥用药物，不滥施手术等。⑥提供必要的诊治措施利弊分析评估。即医者在对患者所患疾病进行治疗之前，就应该在明确诊断的基础上，对治疗过程中和治疗完成后可能出现的危险或伤害，预先做出利弊分析评价，以帮助患者在实行“自主”原则时参考。在医学临床诊疗实践中，绝对的“不伤害”实际上是不存在的，与俗话所说的“是药三分毒”所有药品多多少少均有毒副作用同理，绝对无伤害、无负面反应的诊疗（特别是治疗）几乎是不存在的。例如，放疗、化疗对肿瘤患者正常组织细胞造成的杀伤，X线、药品副作用，手术对患者正常机体造成的损害等。更何况疾病伤害的不仅仅是患者的机体，还有患者的心理，以及与患者息息相关的亲人、家庭、社会。因此，所谓的“不伤害”，也是具有相对性的。正因为如此，“不伤害原则”才显得更为必须和重要，医者只有牢记并坚持这一原则，才可能将患者因疾病而遭受的痛苦、折磨、伤害减少到最低的程度。

（五）公正原则

公正原则主要是指在医学服务中医者应公平、正直地对待每一位患者。“公正”者，公平正直也，即没有偏见和私心。医疗公正的伦理学依据主要有：患者与医生在现代社会中的地位、人格、尊严等本来就是相互平等的；患者虽因所患疾病不同而千差万别，但每个人都享有平等的生命健康权和医疗保健权；患者在和医方的交往中因被疾病缠绕、有求于医生而处于弱势地位，因此理应得到医方给予的公平、正义的关怀。上述这些因素共同决定了医疗公正的必然性与合理性。

医学伦理学主张的公正原则主要体现在“人际交往公正”和“资源分配公正”两个方面。医学伦理学对公正原则的实现有如下要求：①具有同样医疗需求以及同等社会条件的患者，应得到同样的医疗待遇；不同的患者则分别享受有差别的医疗待遇。②在满足基本医疗保健需求方面，要做到绝对公正，即每个人都无一例外地同样享有；在满足特殊医疗保健需求方面，要做到相对公正，即对有同样条件的患者给予毫无例外的满足。③坚持公正原则不影响对弱势群体关怀的倾斜。平等、公正是患者享有的不容侵犯的正当权益，医务人员对每一位患者的正当健康需求都应予以同样的普遍的尊重和关心。面对贫困患者、老年患者等弱势患者群体，医学和医方应给予更多的真诚的医学关怀。④通过继续深化医疗卫生改革实现医疗资源分配公正。主要是通过公平优先、兼顾效率，实现现有医疗卫生资源的优化配置和利用，以促进并实现住院床位、手术机会以及贵重稀缺医疗资源的分配公正。

四、医学伦理学与相关学科的关系

医学伦理学作为医学和伦理学结合而成的一门综合性的、交叉性的学科，与自然科学和社会科学的许多学科有着千丝万缕的联系。它们之间的相互渗透、影响、借助，反过来又促进了相关科学和学科的再发展、再繁荣，甚至派生、繁衍出许多新的分支学科、新兴学科，而一些新兴学科或分支学科的应运而生和实践应用，反过来又促进了相关学科及相关事业的发展进步。

（一）医学伦理学与医学的关系

虽然由于文化背景和思维方式不同，导致了东西方医学对人体生理、患病机制，以及人体健康与内外环境的联系等的认识方法，有从宏观着眼或从微观切入之区分，但东西方医学对医学与医学伦理学的认识却几乎完全一致。这些一致主要表现在两个方面：①都认为医学和医学伦理学在形成和发展过程中相互影响、相互渗透、相互促进。医学的发展和进步直接或间接地催生了医学伦理学的发展；反过来，医学伦理学的发展和充实，又对医学的进步产生了不可估量的重要影响。②都认为医道本身就包含医德与医才（术）两个方面，用中国自古流传的两个词概括就是“医者仁心”“医乃仁术”。用晋代学者杨泉的一段话总结就是：“夫医者，非仁爱之士，不可托也；非聪明理达，不可任也；非廉洁纯良，不可信也。”无独有偶，西方现代医学名著《西氏内科学》第十七版前言中也有一段告白：“没有医学伦理学，医生就会变成没有人性的技术员、知识的传播者、修理器官的匠人或者无知的暴君。”上述所引，既体现了中外人士自古以来就对医学高度的重视和推崇，也道出了古今智者对医生不约而同地上升到伦理高度的期盼与希求。

（二）医学伦理学与道德的关系

道德作为调整人与人之间、人与社会之间关系的行为规范的总和，是由一定的社会经济关系决定的，是依靠社会舆论、传统习俗和人们的内心信念来维系的，具体表现为善恶对立的心理意识、原则规范和行为活动等。医学是一个依赖道德而存在的职业，医生“角色”，在社会这个大“舞台”上以行善、助人为目的，以维护生命、发扬人道为职责。作为职业化的从业人员，医生在提供医疗服务时必须具备专业技术知识和技能，在获得从业资格之时就已经受到正规的教育和严格的考核。因此，医生在医疗服务中所表现出的不同层次的专业水平，在更多的时候是由其职业道德水平所决定的。

道德与医德（医学伦理学）的相互关系和影响主要体现在三个方面：①治病救人“义务论”。即：医学是施“仁”之术（仁术），医者是救人、助人之人（仁人），学医者、为医者，必须心存慈善，将施仁、助人当作自己的“天赋责任”。②追求高尚“美德论”。即：医者是在有限的生命过程中，以自己的技艺与奉献去实现人生价值最高尚、最完美的追求。古希腊哲学家柏拉图早就说过：“美德即知识”。用这句话形容道德对医德的影响，医生为社会所做的贡献再精确不过。③医生的职业道德本身就是一付治病的“良药”，即广大的医疗卫生工作者表现出的良好的道德操守和风范，能调剂和改善医患关系，本身就是一付帮助患者驱除疾病的妙药良方。

（三）医学伦理学与卫生法学的关系

卫生法学作为一门旨在保护与增进个人和人群健康的卫生法律、法规，是自然科学和社会科学相互交叉、渗透而发展起来的一门新兴边缘学科。医学伦理学与卫生法学互为表里，都是协调医患关系的重要力量。伦理为法律提供辩护，法律又可保障伦理的延续与发展。卫生法学以医疗卫生领域的法律为主要研究对象，由国家以强制力保证执行，作用范围仅限于违法者，而且只存在于阶级社会。而医学伦理学以医德为研究对象，由内心信念、公众舆论或社会习俗实现规范效力，它主要依靠医务人员对医德规范的自觉遵守，适用于医学职业的所有方面，而且存在于任何社会，并随医学的发展而发展。道德与法律互相联系、互相补充。法律是最低底线的道德，道德是高标准的法律，它们共同调节着人们的行为规范。法律是硬性的，具有权威性、公正性，会让民众感知、认同并服膺；道德是柔性的，是对法律的有益的必要的补充。因为，在“法不责众”式的轻微违法行为的治理中，针对人心的教化可能比只管行为的处罚有效得多。

（四）医学伦理学与医学心理学的关系

医学心理学是研究心理因素在人类疾病的预防、诊断、病因、病理、症状、治疗以及康复过程中所发挥的作用的科学，它的研究成果对医学伦理学建设具有其他学科所不可替代的作用。医学心理学的研究成果表明，疾病的发生和发展，除病毒、细菌等生物因素和理化因素外，还与人的心理因素有关。大量的临床案例说明，医务人员通过与患者之间的相互交流，以自己热情的态度、良好的语言、端庄的举止、高尚的行为对待患者，不仅有助于减轻或消除患者的痛苦，而且有助于患者大脑神经功能的恢复，使患者从精神状态到身体状态都得到改善和提高。反之，如果医务人员的态度、语言和行为不符合医德伦理规范，就会破坏患者心理状态的平衡，甚至有可能引致医源性疾病的发生。更何况科学技术发展带来的生命伦理问题（如安乐死、脑死亡、克隆技术等），能否被广大公众所接受，在很大程度上取决于公众的心理承受力和接受力。此外，医学伦理学的发展本身也需要医学心理学的支持和补充。因为好的伦理修养和境界，常常伴随着平和、豁达的好心境。唯有平和、豁达的好心境，才可能对人的生理健康产生好的影响。而且心理学还为理解医患互动和医患沟通提供了重要的理论支持和方法依据，也就是说，不掌握患者的心理特征及其活动规律，是无法构建和谐的医患关系的。因此，医学伦理学与医学心理学是相互促进、相互补充，谁也离不开谁的。

（五）医学伦理学与医学社会学及社会医学的关系

医学社会学是社会学的分支学科之一，它是把医学问题作为社会学的一个基本问题加以研究的。医学社会学的研究涉及医学的社会性质、社会作用和医学所必须承担的社会职能，它还研究医学所发挥的社会保障作用，医生和患者承担的社会角色，医学界发挥的社会作用以及它与整个社会的互动形式和互动规律等。

社会医学是研究社会因素与疾病和健康的相互作用问题，研究社会因素如经济因素、政治因素、文化因素、行为因素和社会心理因素等是怎样作用于疾病和健康问题的，应当如何发挥这些因素的积极作用和消除它们的负面影响，应当怎样采用立体思维的形式去构建人们的生活方式，全面动用社会力量推进社会的健康发展，推进健康行为的发展，以更完善地实现社会目的和医学的社会职能。

医学社会学和社会医学虽然是从不同视角、不同目的研究医学与社会关系的，但它们都共同强调了医学的社会性质，强调了医学与社会因素之间的相互作用关系。这就为医学发展提出了一种新的理念，一种有关健康和疾病的新视角，从而拓宽了医患关系的内涵，使医患关系不仅仅局限于医患之间的个体关系，而使之置于广泛的社会关系网络之中。医学社会学和社会医学为医患关系的构建提供了充分的理论根据和方法依据，从而，将医学伦理学的研究和发展完全置于生物—心理—环境—社会医学模式的视野中。

第二节 老年医学

一、老年医学概述

老年医学既是老年学研究的一个有机组成部分，也是医学科学所属的一门分支，是关系到老年人的疾病预防、临床诊断治疗和社会管理等各个方面的一门综合性的新兴学科。它从医学与老年学相互结合、彼此印证的角度，研究人体衰老发生的内外原因、发展的复杂过程，以及衰老对老年人身心健康和人的正常预期寿命的影响。老年医学研究涵盖了老年人的健康促进、疾病预防、疾病诊治、功能康复和临终关怀等各阶段。其中，老年人的健康管理和老年人常见病、多发病（如动脉硬化、高血压、恶性肿瘤、代谢性障碍等）的预防与治疗，在老年医学研究和临床实践中占有十分重要的地位。

中国老年医学的萌生可以追溯于先秦时期，在甲骨文记载的20多种疾病名称中，“疾目”“疾耳”“疾齿”是先秦老年人常见的多发病。《史记·扁鹊列传》中记载曰：“扁鹊名闻天下……；过雒阳，闻周人爱老人，即为耳目痹医……”，说明早在春秋时期中国医学分科就已经有关于老年病临床治疗的分科。汉代，随着医疗实践经验的积累，中医学理论有了新的发展，在老年医学方面的认识更为深入。

东汉张仲景重视理论与实践相结合，其著述的《伤寒杂病论》，后经王叔和整理分为《伤寒论》及《金匮要略》，书中提出了比较系统的辨证论治原则。全书虽未直接言及“老年”二字，但所总结的辨证论治纲领与汗、吐、下、和治法及针灸疗法等，在老年病的治疗中被广泛应用。唐代孙思邈编著的《养老大例》和《养老食疗》见载于孙氏公元680年编撰完成的《千金翼方》一书中，是中国医学史上最早的老年医学专著。明代万全编著的《养生四要》强调的是中老年养生重在寡欲、慎动、法时、却疾。清代曹庭栋的《老老恒言》谈论的则是如何自然地合理地安度晚年，其总结介绍的“老年人活法”不仅有趣味，吸引人，而且简单平易，切实可行。中国古代的老年医学融于传统医学中，经历了不待加鞭自奋蹄的成长和发展过程。

与中国古代一样，15世纪以前国外老年医学的研究对象基本也均为老年人个体。内容大多为对老年患者医疗实践经验的总结，其中以古埃及、古希腊、古罗马的老年医学研究成果最具代表性。古希腊名医希波克拉底，不仅对部分老年病的诊疗进行过客观而详尽的描述，而且第一个提出机体的老化与天生的湿热储藏量逐渐减少有关。阿拉伯医学之父——阿维森纳，在其编写的《医典》一书中，将人生分为成长期（0～30岁）、全盛期（30~40岁）、衰退期（40~60岁）和衰老期（60岁直至死亡），并对老年病的防治及中老年养生进行了详细的介绍，故此有人将此书称为国外老年医学的一部圣书。

近代国外老年医学的研究内容和方法从单纯的生物学研究，发展到了包括医学、生物学、心理学等在内的诸多自然科学综合研究，研究方法亦从直接进行观察，运用哲学推理，逐渐发展为采用实验观察为主。

19 世纪后，人们普遍认识到老年人只要没有病或少得病就可长寿，并把老年病的防治作为维护生命的关键，由此老年临床医学取得了较大的发展。1839 年，德国康司丹特医师写出《老年病及其治疗》一书，初步奠定了老年病学的基础。1908 年英国科学家首先提出了细胞分化与核质比例降低导致细胞衰老的理论。1909 年，美籍奥地利医学家纳歇尔在《纽约医学杂志》上率先根据希腊文“geras”（老年）和“iatrks”（治疗）建议创用“geriatrics”（老年病学、老年医学）一词，来统称 16 世纪以来全世界围绕衰老研究取得的成就，这一建议被人们普遍采纳，标志着老年医学学科的形成已经获得了世界的公认。

1915 年美国成立“纽约老年学会”。1938 年德国科学家创办国际上第一个老年学杂志《老年研究杂志》。1939 年英国成立了世界上第一个老年学学术团体——英国老年研究会。

现代老年医学的研究对象既包括老年个体，也包括老年群体。现代老年医学研究的内容，既包括自然科学，也包括社会科学（人口学、经济学、社会学等）。世界卫生组织自 1955 年以来先后召开了 10 多届国际老年学学术会议。老年医学各个学术领域都取得了前所未有的新成果。英国在开展老年医疗保健和老年医学教育方面表现比较突出。多数教学医院和综合医院均成立有老年病科，开设有老年病房和门诊，还开办有老年人日托医院、慢性病医院及康复医院，建立了以医院老年病科为中心的老年人医疗保健网，并开展老年医学研究工作。美国在老年基础医学工作方面成绩显著，对老化机制和原因先后提出了自由基学说、自身免疫学说、误差学说、生物钟学说及内分泌失调学说等。美国国立老年学研究所下设若干个研究室，还与许多医院和研究机构组织协作攻关。

我国在学术研究方面真正对老年学各个领域进行深入探讨，针对衰老问题从生物学、医学、心理学和社会学等多方面进行研究始于新中国成立后。1958 年中国科学院动物研究所成立了老年学研究室，开展了老年生物学方面的有关研究。1964 年中华医学会在北京召开了第一届全国老年学和老年医学学术会议，这对我国现代老年学和老年医学的兴起与发展具有划时代的意义。以后，因“文化大革命”，我国老年医学研究被迫中断。1978 后老年医学研究工作在全国各地陆续恢复，并做了大量工作。1981 年成立了中华医学会老年医学会，1982 年出版了《中华老年医学杂志》。1985 年在北京医院成立了卫生部北京老年医学研究所，1986 年在北京成立了中国老年学学会，下设衰老生物学等 7 个专业委员会，出版了《中国老年学杂志》。1987 年成立了中华中医老年医学会。其后，各省、市、地区相继成立了老年医学分会。1994 年在北京成立了中国老年保健医学研究会。到目前为止，我国至少有 58 个老年医学研究机构，出版各类老年学和老年医学专著近百部，对推进老年医学研究和老年保健事业的发展起到了积极作用。在老年基础医学方面也进行了对老化机制的相应研究。

在临床医学方面，许多综合医院以干部病房为主体成立老年病科，开展了老年病防治研究。部分省市通过建立老年病医院、慢性病医院、康复医院、临终关怀医院、护理院等专科医院，开展了老年心理学、社会学、人口学的研究。为了适应社会发展的需要，部分医学院校还开设了老年医学专业和选修课。随着老龄化的加剧，在我国老年问题越来越被社会、政府及家庭所关注，老年医学也在迅猛地发展。

二、老年医学与老年病

（一）老年医学的学科特点

老年医学的学科特点主要表现在五个方面：一是锲而不舍地探索了解衰老的奥秘与机制。即研究导致衰老现象发生的原因、机制以及衰老过程中人体结构、生理代谢发生的变化等。二是研究老年病的诊断和治疗。因为老年人罹患的疾病既可能与年轻人相同，也可以是老年人所独有，如骨质疏松症、老年性痴呆症、老年白内障等。所以，老年病的诊断治疗既与一般疾病的诊断治疗有共性，也须重视其独具的个性或特点。三是老年医学可为老年人“有病治病”“无病防病”和“老而不衰”，提供科学指导、心理咨询。四是老年人生活质量的提高、心理心情的疏导、生存环境的改善，与老年病防治同等重要，缺一不可。五是积极开展老年医学知识的普及宣传，即向老年人及其家属传播康复医疗和老年人护理必需的知识和实用技术等。

老年医学具有的上述特点，决定了老年医学的最终归宿是，为实现老年人“老而不病或老而少病、病而不残、残而不废、废而不弃、死而不痛”这一目标保驾护航，提供全方位的服务与管理。

（二）老年病的临床特点

老年病通常指的是60岁以上人所患的疾病，严格地讲，是指在器官老化基础上发生并与退化性改变相关的疾病。因为衰老变化是一个漫长的演变过程，一个人生长发育成熟之际便是这个人开始走向衰老之时，而且只有少数的疾病发生于老年期，多数疾病发生于人体老化的全过程，所以“老年病”绝不意味着是老年人所独有，而且包括那些由中年向老年移行期间人们所患的所有疾病。老年病具有多因素致病、多病共存、多重用药、多种老年综合征、多种老年问题、多团队参与诊治等特点。老年病的预防和治疗原则是老而不病、病而不残和残而不废。

1. *多因素致病*　老年人由于机体老化、免疫功能下降、器官和组织功能衰退，机体的调节适应能力减弱，任何一种因素都可能引起老年人发病，除生物医学因素可导致疾病外，精神心理、社会和自然环境等不佳因素都可以导致老年人发生疾病。

2. 多病共存和多重用药　由于老年人机体功能衰退、脏器功能降低、免疫力低下、代谢平衡被破坏、认知功能下降和肢体活动障碍等病理生理特点，多数老年人患有高血压、冠心病、脑血管病、糖尿病等慢性病，多脏器衰竭、多系统功能障碍，一身多病十分普遍。国内有文献报道社区老年人有两种及以上慢病的达 76.5%。老年病患者的多病共存，导致老年患者多重用药和联合用药十分常见。多重用药和联合用药除增加药物本身的毒副作用和配伍风险外，还会因老年人代谢水平下降，使药物不良反应出现的机会大大增加。

3. 多种老年综合征和多种老年问题　并存常见的老年综合征包括跌倒、痴呆、尿失禁、谵妄、帕金森病、抑郁症等，常见的老年问题有压疮、便秘、失眠、疼痛、营养不良、肢体残疾等。老年病患者得一种疾病可能会有几种老年综合征的出现，而不同的疾病也会有同一种老年综合征的病状出现，加上一个，老年病患者也可能同时存在几种老年问题，这些都加大了老年病诊疗的难度。

4. 多团队参与诊治　因为老年病患者多病共存，症状、体征不典型，具有多种老年综合征和老年问题的表现，多重用药等特点，在老年病的诊治过程中往往需要临床内科医生、外科医生、护理、心理、药学、康复和社会工作者等多专业团队来共同参与诊治。

三、老年医学与相关学科的关系

老年医学既是医学的一个分支，也是医学与老年学、哲学、管理学、心理学等自然科学和社会科学等许多学科彼此吸纳、相互重叠而形成的一门既具传统性又具与时俱进性的新学科。

（一）老年医学与老年学的关系

医学是人类与疾病斗争的产物。老年学，是专门研究人类衰老问题的一门学问。老年学的研究内容，既包括老年医学涉及的领域，也包括老年生物学研究。其中，老年医学研究以老年人常见多发的疾病及其防治为主；而老年生物学则以研究衰老的原因和机制等为主。老年医学既是医学发展、医学分科必然的产物，也是老年学研究的一个重要组成部分。

众所周知，衰老是人生必然要经历的一个生物过程，不可避免，所以就想方设法尽量延缓衰老的到来，尽力将人在进入老年阶段后人体可能罹患的疾病、遭受的肉体的和心理的折磨减少到最低的水平。于是研究衰老的原因和机制，便应运而生地成为老年学研究的主要内容之一。而老年学研究在这方面研究取得的成果，反过来又促进了老年医学对老年病的防治研究和临床治疗。

（二）老年医学与老年心理学的关系

老年医学离不开老年心理学的支持。老年心理学是专门研究老年人个体心理特征及其变化规律的一门科学，又称老人心理学或衰老心理学。老年心理学既是社会心理学的一个分支，也是老年医学研究的一个重要组成部分。世界卫生组织之所以把“心理平衡”定义为健康的“四大基石”之一，主要是因为许多老年人在退休、子女因婚嫁后离开或者配偶丧亡后，倍感孤独茫然、不适应，存在有身体健康状况和认知能力的持续衰退。其中许多病状的发生并非真的由疾病侵袭或躯体衰老所致，而是因心理失衡而导致。也就是说，一个人的健康，除生物因素、社会因素的影响外，在很大程度上还取决于其心理是否平衡。

在中国，有关老年心理学和老年行为学的研究源远流长，不绝如缕。早在距今将近三千年前的春秋战国时期，诸子百家围绕情志调适可以益寿延年的论述便层出不穷，是处可闻。例如，道家宗师老子和庄子在《道德经》《逍遥游》中，就明确地提出，争取健康长寿，必须“返璞归真”，无欲、无为。唐代著名医学家孙思邈在《千金翼方》中的论述：“人年五十以上，阳气日衰，损与日至，心力渐退，忘前失后，兴居怠惰，计授皆不称心，视听不稳，多退少进，日月不等，万事零落，心无聊赖，健忘嗔怒，情性变异，食饮无妙，寝处不安……”更是将人在衰老过程中从生理到心理上出现的变化和病状描绘得清晰无比。所有这一切，无不证明老年医学与老年心理学存在着休戚相关的利害与影响。

（三）老年医学与医学伦理学的关系

1977 年美国学者恩格尔第一次正式提出了“生物—心理—社会”的医学模式，强调了医学伦理学是现代医学的一个重要组成部分，注重精神、心理以及人文关怀成为现代医学的趋势。而老年医学作为医学的一个分支，因老年人特殊的身体状况、家庭环境和社会经济地位及老年病的特性等，使得老年医学与医学伦理学密不可分。医学问题的解决，疾病的治疗，既离不开社会的进步，也离不开经济的发展，仅靠医学和医生是远远不够的，老年医学必须凸显对老年人的人文关怀。许多社会问题，如贫富差异、社会分配不公等，也是影响老年人健康状况的重要因素。

第三节　老年医学伦理问题

老年医学伦理问题应“知行合一”。具体地说，就是要有的放矢地用医学伦理学的基本原理和行动准则，实事求是地指导和规范老年医疗服务和老年病防治的具体实践，不仅在理论上关注老年医学道德水准的提高，而且在医疗服务实践中始终把老年患者的利益放在头等重要的位置。

一、老年医学伦理问题的特性

老年医学伦理除兼具医学伦理学具有的几个基本特征外，还具有一些自己独有的特性。

首先，老年是人生一个独特的生理年龄阶段。老年阶段的人生，上接中壮年，下与死亡渐行渐近，就躯体生理发展而言，是健康最易出现问题、疾病最易发生的多事之秋。

其次，老年也是人生心理问题最多发的一个阶段。退休，容易使老年人产生被社会遗弃感；儿女婚嫁、自立门户，容易使老年人产生被儿女抛弃感；丧偶、腿脚不灵便、远离人群等，容易使老人产生心理孤独感。

第三，老年人对周围（自然的、社会的）环境变化极为敏感。步入老年后出现的社会角色变化，容易使老年人感受来自社会、家庭等各方面的重重压力和极度不适应，尤其是社会转折时期出现的伦理沉沦和道德彷徨，常使一些传统的尊老、爱老的道德、习俗等受到前所未有的挑战。

第四，对人类来说，年龄越大越在乎生命的健康与长久。追求生命的旺盛与延寿，是地球上一切生物的本能与共性。从丝痕苔藓到参天伟树，从浮游生物到大象巨鲸，只要活着，万物无不求生长、求旺盛、求长久。人类对健康长寿的追求，较其他动物有过之而无不及。

第五，注重生活质量是老年医学伦理的另一个特点。由于很多慢性老年病无法治愈，过度医疗往往影响老年人的生活质量，甚至加速患者的死亡，同时浪费了宝贵的医疗资源，任何临床医师在诊治老年患者时，都应具有“首先保证患者生活质量”的意识，并将这一观念传递给患者、患者家属和社会。例如，在处理老年肿瘤患者时，过度强调通过化疗或手术消灭肿瘤，却导致患者死于化疗的副反应或手术风险；而一些选择了姑息或对症治疗的患者，不仅痛苦减少，生命延长，而且最后带着尊严离去。

总之，老年医学伦理既是一门自然科学与社会科学交叉重叠形成的跨学科研究门类，又是一种提高医务人员服务艺术，规范医德医风相关行动的行为指南。它既具理论指导性，又具实践操作性和继承性，并且随着社会的进步不断地充实、发展。

二、老年医学伦理面临的挑战

老年医学伦理问题的多种特性使得老年医学伦理面临来自涉及社会、家庭、医院和个人等各个方面的挑战。

（一）医疗机构面临的伦理问题挑战

1. 老年患者随着年龄增大，认知力、记忆力明显降低，一些患者还存在语言障碍，增加了医院内有效沟通的难度：缺乏家属陪伴的老年患者经常出现叙述病史不全面甚至提供错误病史误导医生的情况；患者不能完全理解医生交待的病情和注意事项导致治疗依从性差等。

2. 从事老年医疗的医务工作者以往接受的医学伦理相关培训较少，缺乏与患者和家属有效沟通的技能，涉及患者的知情同意权时，与患者或家属缺乏沟通或沟通不畅，告知不充分，导致患者和家属质疑医疗方案，甚至有的医务人员出现道德缺失、违背职业操守等情况。

3. 医务工作者在为老年患者服务的工作中实际面临着伦理道义问题：如针对长期卧病在床的老年患者，尤其是重病患者，是让他痛苦的维持生命，还是为其选择安宁离去。再如康复治疗师面对早期和后期的偏瘫患者时，面临着伦理选择问题：当患者的治疗到一定阶段时，再经过治疗可能收到的效果甚微，却需要患者及家属花费很多的费用。虽然也有调查结果显示，偏瘫后期患者既使进行康复治疗收效不如早期偏瘫患者，但由于得不到正规的康复训练，患者的日常生活自理能力及运动功能也有不同程度的下降，但是在医疗资源稀缺的时候，继续为后期偏瘫患者治疗，会使早期患者丧失最佳的治疗时机。是终止后期治疗将治疗机会转予偏瘫早期患者，还是为其继续治疗，医生很难做出伦理选择。

（二）家庭面临的伦理问题挑战

老年病多为长期慢性疾病，多需要长期服药治疗，甚至家庭人员的护理，这既增加了家庭经济负担，也给家庭成员带来了精神负担，有的子女因工作压力大而疏于对老人的照护，甚至有歧视、虐待老人的现象。且长期病患对患者也很痛苦，易伴有焦虑，烦躁，易怒，多疑等各种心理障碍，造成沟通障碍，易致家庭人际关系紧张。

（三）社会面临的伦理问题挑战

随着人口老龄化，对社会医疗保险制度、养老保障制度、社区服务和社会支持养老等要求也在不断增长。由于老年人年龄、疾病、经济来源、家庭状况、社会地位、文化层次、医疗保障状况等因素，使老年病患者成为一大弱势群体，给家庭和社会造成较大的负担，这是目前非常严峻的社会问题。我国现代老年医学发展起步较晚，存在各地老年医院建设和老年专业医生培养缺乏统一标准，地区差异大，医疗资源相对不足，对老年医学重视程度和扶植力度不够等社会伦理问题。

三、研究老年医学伦理问题的意义

了解了老年医学伦理问题的特性和表现后，研究老年医学伦理问题具有的现实意义便基本彰显无遗。

1. 老年医学伦理问题的研究，可以进一步加深人们对老年医学这门历史悠久但直到近些年来才引起人们关注的学科的认识与了解。

2. 老年医学伦理问题的研究，可以把人们对老年医学关注的目光从单纯地聚焦于老年性疾病的治疗，扩展到心理治疗、社会治疗，乃至环境治理与临终关怀等各个方面。

3. 老年医学伦理问题的研究，像镜子般可促使医务工作者对照自己的所作所为，与时俱进地认识和解决工作中存在的不足，用最新的医学和治疗模式指导自己的医疗活动。

4. 老年医学伦理问题的研究，不仅证明了人类追求健康长寿诸多探索的合理性与可行性，而且证明了老年不仅是人生最重要的一个生存阶段，而且是人生最具弹性的一个生存阶段。追求健康长寿，最切实的行动就是尽量地争取提高老年阶段的生活质量。

5. 老年医学伦理问题的研究，对建立良好医患关系，创造和谐医疗环境具有重要作用。

第二章 老年医学伦理问题的处理原则与方法

老年医学伦理问题是在老年医学发展中和老年病的医疗实践活动中产生的、与老年医学相关的伦理学问题。掌握老年医学伦理问题的应用原则和解决方法，处理好老年医学过程中的伦理问题将对老年医学、医学伦理学的发展和构建和谐社会关系起到重要的促进作用。

第一节 老年医学伦理问题的处理原则

老年医学伦理问题的处理原则就是在应用医学伦理学的基本原则（有利原则、尊重原则、自主原则、不伤害原则、公正原则等）来解决老年人常见的具体医学问题时，必须遵循和符合的规则，包括知情同意、医疗最优化、医疗保密和生命价值原则。

一、知情同意原则

“知情同意原则”是自主原则的应用表现形式，是临床诊疗工作中处理医患关系的基本伦理准则之一。知情同意原则又称知情承诺原则，主要指的是临床医师在为患者做出诊断和治疗方案后，必须向患者提供包括诊断结论、治疗决策、病情预后及诊疗费用等方面真实、充分的信息，其中包括诊疗方案的性质、作用、依据及其可能存在的损伤、风险、不可预测的意外等，以便让患者或其家属经过深思熟虑后自主地做出接受或拒绝此种诊疗方案等选择。也就是说，只有在得到患方明确的承诺后，医者才可以最终确定和实施由其确定的诊治方案。

老年患者因衰老造成视听功能下降，记忆理解功能也会有所降低，同时一部分人可能出现自主决定能力下降，这使得老年医学工作者要使用更多的方法，付出更多的耐心，方能做好此原则的应用，这是知情同意告知能否顺利进行的前提。

二、医疗最优化原则

“医疗最优化原则”是医学伦理学中的有利、不伤害和公正等基本原则在老年医学临床服务工作中的具体应用。由于医疗最优化原则在疾病诊疗方案的选择和实施中，追求以最小的代价获取最大效果，故此原则亦称“医疗服务方案最佳化原则”。“医疗服务方案最佳化”，也就是指医学临床服务所用的技术（无论是检查、诊断还是治疗，无论是内服药物还是通过手术治疗），都应该尽可能地合理，尽可能地有效，尽可能地实现最优化。就老年医学而言，它不仅包括了低伤害、高疗效、耗费少、安全度高，还应包括老年学特有的要求即“功能最大化”。功能最大化也是老年医学不同于内科学的内容之一，内科学强调的是疾病的治愈，而老年医学中因老年人特有的生理、病理变化，有些疾病不能完全治愈，因此老年医疗过程中重视的是最大程度的功能恢复，使其达到“病而不残、残而不废”的目的。

三、医疗保密原则

医疗保密原则是不伤害原则的应用表现之一。指医务人员在医疗过程中不向他人泄露可能造成医疗不良后果的有关患者疾病的隐私，包括以下内容：一是“患者疾病的隐私”，主要包含患者根据医生诊断的需要而提供的有关个人生活、行为、生理和心理等方面的隐私，同时还包括诊断中已了解到的有关患者疾病性质、诊断、预后、治疗等方面的信息。二是“医疗不良后果”，是指泄露患者的隐私会直接或间接损害患者心身健康及人格、尊严和声誉等。根据这一原则，长期以来医学对这类患有预后不良疾病的患者常常采取保护性的隐瞒真实病情的做法，最好不要在无准备之下突然地告知患者。

四、生命价值原则

随着生命伦理学的发展，“生命价值原则”成为医学伦理学中基本的应用原则之一，成为当代医学道德的主导思想，成为当代医学干预人的健康与生命的主要依据。其内容包括：第一，尊重人的生命。即关心人的生命，维护人的生命，捍卫人的生命，因为人的生命神圣，至高无上。第二，尊重生命的价值。生命的价值是人的生命内在价值与外在价值的统一，是医学行为选择的主要伦理依据。

生命价值原则是当代医学伦理学解决伦理困境和伦理问题的基本原则之一。常见的伦理问题多集中在如下几个方面：①医学的目的是以人为目的，还是以人为手段？在高新医学技术高速发展并应用于临床的今天，如活体器官移植术的开展、人工生殖技术的临床应用等，一系列的新技术引发了人们对医学目的的哲学思考，当医学的发展与人的发展出现不和谐甚至冲突时该如何选择？②在医疗卫生资源供不应求的情况下，医疗机构或医务人员，依据什么标准和原则来分配贵重、稀有的卫生资源？谁有权优先享受？其伦理学的根据又是什么？这是当今卫生资源微观分配的难题之一。面对稀有卫生资源分配，是以病情的轻重缓急为标准，还是以患者的社会地位高低、才能大小为标准？是以人的生物学生命质量为标准，还是以人的社会学生命质量为标准？在现实的医疗过程中，当急诊患者由于种种原因，不能支付医疗费用时，医疗机构和医务人员是否给予及时的治疗？又如医务人员面对呼吸心跳存在而意识完全消失的“植物人”状态的患者，是不惜一切代价进行积极治疗，还是放弃治疗或终止治疗？面对无法医治的临终患者，在生命终止之前，是借助医学的特殊手段延长其痛苦不堪的生命呢？还是在生命终止之前，同意患者的死亡要求，采取安乐死的医学手段缩短其痛苦不堪的死亡过程呢？面对这些伦理难题（伦理困境）的处理，我们必须严格遵照和应用生命价值原则。生命价值原则给我们提供了理性的思考、决策的依据，在老年医疗活动中必须依照生命价值原则，做出相应的调整，生命价值原则是医疗行为选择的依据。

第二节　老年医学伦理问题的处理方法

面对存在的诸多老年医学伦理问题，老年医学工作者及其他服务于老年群体的工作者可遵循医学伦理的应用原则，结合老年医学的特点，从弘扬“尊老敬老”的传统美德、加强医患沟通注重知情同意、多学科团队合作、推行老年综合评估优化干预方案、广泛宣教和社会及家庭参与等方面共同解决此类问题。

一、尊老敬老，弘扬美德

弘扬“尊老敬老”的传统美德是应用“生命价值原则”的具体体现。中国人“尊老敬老”的传统美德形成于三四千年前，源远流长。在中国古时候曾经盛行的诸多“尊老敬老”习俗中，对后世影响深远的莫过于“敬养三老五更”和“倡导乡饮乡射”之礼。敬养三老五更，是中国古代宫廷流行的尊老敬老习俗，大约在西周时期就已经成为惯例，一直保留到了汉代，作为天下万民“尊老敬老”的表率。倡导乡饮乡射，是一种流行于中国古代地方（基层）的尊老敬老礼俗。推行乡饮乡射，可以让老百姓懂得尊老爱幼、互谅互让。乡饮和乡射常常一起举办，意味着学业进取与机体健康齐头并进。

在银发浪潮袭来的今天，尊老敬老更是人类进步、社会发展的标志之一。可以表现在以下方面。

1. 老年人在其一生中为家庭做出了重要贡献，老年医护工作者和家庭成员都要尊重老年患者的生命、人格和权利，不仅在疾病上进行救治，还要在精神、心理上进行关心和疏导。

2. 尊重老年人的自立、自主，提高老年人自理能力和参与意识。

3. 开展重视老年医学研究，加速老龄专业人才培养，从学科和实际工作领域对衰老过程从生理、心理和社会方面进行研究，在学术上打造“尊老”学风。

二、知情同意，充分沟通

老年病的诊治过程中，因老年患者衰老造成的生理功能的减退和自主决定能力的下降，使得医学伦理学中要求的“知情同意原则”的执行较之其他学科更为困难。这就要求老年医学工作者要使用更多的方法，付出更多的耐心，注重知情同意，加强医患沟通，方能解决好相关的问题。

在医患沟通时，可以增加谈话的次数和时间，采用患者能理解的语言和方式进行交流。与患者沟通不畅时，要积极与家属和陪护人员进行沟通，征得他们的支持和理解。在知情同意方面，医生要本着实事求是的态度进行充分的信息传达，使患者或其家属自主做出选择。医院以健康宣教、讲座等形式对患者和家属进行教育，建立起新的医学伦理概念（即医生和患者双向对等关系：患者尊重医生的专业知识，医生则应尊重患者的自决权利），每一个医生都懂得医生是患者的依赖者、委托者，应当主动向患者提供有关疾病的治疗信息，帮助患者选择最佳治疗方案，让患者参加到自身的医疗决定中来，实现以患者为中心的医疗服务模式，彰显医学伦理学中的“尊重与自主”原则。

三、目标同向，多学科协作

多学科团队协作在老年病的诊疗过程中，是“有利”与“不伤害”原则应用于老年医学伦理问题中的体现。即在老年病管理中，针对老年人病理、心理和社会环境等问题和影响因素，采用“生物—心理—社会—环境—工程”的医学模式，组成由老年病医师、康复师、护士、心理师、营养师、临床药师、个案管理者、社会工作者、护工等构成的多学科团队，对老年病患者实施综合性医疗、康复和护理服务，它倡导的是一种以人为本的服务理念和管理思想。多学科团队协作，做出正确综合的判断，在诊疗方案的选择和实施中，各成员共同参与对患者管理决策的制定，以患者为中心，从临床、心理、营养和社会学多方面权衡利弊，综合考量，创造性地解决患者的多种复杂问题，追求以最小的代价获取最大效果的决策，最大化地减轻患者的伤害。有研究结果表明，老年病的多学科团队诊疗和管理模式较传统医疗模式可明显提高医院的医疗服务质量，显著提升老年患者的治疗效果，有效降低医疗、康复和护理费用；可控制或减少老年病并发症的发生，恢复或提高患者的日常生活能力，降低因老年病而致的残疾率和死亡率，减轻患者家庭和社会的经济负担，提高患者、家庭和社会对医院的满意度。这也是国内外老年医学中认可和推行的一种主要管理和治疗手段。

四、综合评估，优化方案

推行老年综合评估是在诊治老年患者过程中应用“医疗最优化原则”的最佳体现。老年综合评估（CGA）是老年医学中极为重要的内容。它不仅包括一般的医学评估（诊断），而且还包括对老年人躯体功能、精神心理、社会经济、生活环境和生存质量等方面的评估，它围绕老年人的生活能力，全面评估关于老人躯体及精神疾病、社会需求的信息，筛查出影响老年疾病预后和增加死亡率的老年综合征和老年问题，以改善并维持自我生活照顾能力为目的，为老年患者制定科学、合理和有效的预防、保健、治疗、康复和护理计划，从而提高老年患者的生命质量和健康期望寿命。目前国内以医院为基础的 CGA 的工作开展较有限，大多使用的为国外的量表，而国内外在人种、地域、文化、体质、思想等因素上均有不同，因此借鉴国外的研究成果和经验，制定适合我国的应用于老年医院和其他老年医疗保健机构的量表，是推行 CGA 的必然趋势。老年健康信息评估主要包括老年个体健康危险因素评估和老年群体健康危险因素评估两大类。通过综合评估可以及早发现老年患者潜在的功能缺陷，以进行早期干预，促进功能恢复和避免安全隐患，并制定适合患者的可行的治疗干预和照护策略。

五、广泛宣传，加强教育

解决老年医学伦理问题离不开对老年医学、医学伦理学的宣传贯彻，和针对老年医学伦理问题的教育与培训。老年病医生要有高尚的医德、精湛的医术，开展周到细致的组织管理工作，建立以患者为中心的医疗服务模式。对老年医务人员要加强职业操守、医德医风、廉洁规范行医的教育，加强业务培训，提高业务能力，同时使其加强人文关怀，服务环节、服务流程人性化，医护服务人本化，最好能将伦理查房的设想不断地发展和完善。在对患者和家属的教育过程中，可通过推行“生前预嘱”和开展“死亡教育”等形式使其了解老年病的诊疗目的和原则，以做出正确的伦理选择。

六、社会重视，家庭参与

解决老年医学伦理问题是全社会共同的责任，不可能仅靠医疗卫生行业，解决此类问题。要靠全社会的重视和共同参与，须全社会所有阶层、部门和家庭成员齐心协力，共同参与，以体现“公正与互助”的医学伦理学原则。社会要提高全社会的老龄意识、养老意识、尊老意识，为老年患者营造一个人人平等、医疗保健资源共享的环境，尊重其生命和自主性。同时，整个社会应提高对老年病的重视，建立和完善我国老龄工作的政策体系和法律体系，为老年学的发展提供政策支持。例如，可结合我国传统的道德伦理观念讨论和制定安乐死是否应合法化及相关的法律细则；逐步增加对老年医疗卫生事业的投入；建立和健全老年医疗、养老的一系列保障制度；增加和促进老年医疗服务机构的建设；大力培养老年病专业人员；采取在社区中推行老年社区卫生服务，提高家庭病床的利用率以减少医院和家庭的负担等对策。在家庭中，家庭成员都应尊重老年人，有义务对老年患者进行耐心细致的关怀和照顾。通过家庭成员内部促进谅解，增进情感交流和相互关心的做法，消除老年病患者的负面情绪，减轻心理压力。

第三章　老年慢病管理中的伦理问题

进入 21 世纪以来，中国逐步进入老龄化社会，老年人的平均寿命也有了很大提高，已经达到了世界中等发达国家水平。老年人的健康问题直接影响到家庭和社会的稳定和谐，如何使老年人有一个健康美好的晚年，处理好老年疾病预防尤其是慢性病防控是非常重要的。

第一节　老年健康概述

“莫道桑榆晚，为霞尚满天”，当生命的轨迹步入老年，不应该是暮气沉沉，而应该是全新生活的开端。进入 21 世纪以来，人类对健康的要求日益提高，健康的观念有了全新的转变，为顺应人类对健康及长寿的观念改变，世界卫生组织对老年人年龄分界做了重新划分，对老年人健康的定义也提出了全新的诠释。

一、老年健康新概念

随着社会的进步，老年健康的观念也在逐渐变化，近年来老年学家提出了“健康老龄化”的观念。健康老龄化是指进入老龄社会时，大多数老人身心健康。随着医学模式的转变，“无病即健康”的观点已成为过去，对健康老人的评估，也不仅限于躯体，还应从心理健康、生活自理能力、慢性病等多方面进行综合评估。健康老龄化即通过不断完善的社会医学系统工程的建设，实施包括从妇幼保健到老年保健在内的全民保健方案，普及健康教育，采取良好的生活方式和卫生习惯，使成年人口的健康水平有很大提高，多数老年人依然保持身心健康，充分发挥躯体、心理、智力、社会适应和经济五方面功能潜能，老年病残率显著降低，老年人口预期寿命极大延长。它包括了老年人的个体健康、家庭健康、群体健康和社会环境健康。健康老龄化已成为当今国际社会共同追求的目标。

人类一切活动的根本目的在于“提高生命质量，延长生命长度”。世界卫生组织把它修改为“给时间以生命，给生命以时间”。21 世纪是“健康世纪”，“富而思寿”“富而思健”。新世纪的“大健康”观念涵盖着“健、寿、智、乐、美、德”六字的人生最佳境界。“健”即新医学模式要求的躯体、心理、人际与环境四者的和谐统一和完善状态，它包括生存质量、贡献质量和发展质量。健康新概念将引导人们去科学安排自己生活的各个方面，避免各种不利因素的干扰，运用知识智慧，趋利避害，获得健康。

二、传统文化、社会、家庭背景和老年健康的关系

随着社会的进步，人民生活水平的提高，人的健康观念也在改变。老年人的预期寿命在增长，老年健康观念也在与时俱进。不仅要长寿，还要有健康快乐的老年生活；不仅要有身体的健康，还要有心理上的健康。如何达到身心健康是个很大的命题，其与传统文化、社会及家庭有着密切的关系。人类的年龄包括年代年龄、生理年龄、心理年龄和社会年龄。年代年龄受之父母，是人的实际年龄，但生理年龄、心理年龄和社会年龄却可以通过身心锻炼、个人努力加以改变，推迟衰老，弥补其不足。因此，一个人是否衰老，不能单纯看出生年龄，还要看生理年龄，尤其是心理年龄，人的心理状态对生活有很强的反作用力。老年人只要加强锻炼，不仅能使身体健康，而且能在心理上永葆青春。步入老年意味着进入一个“多事之秋”的生命阶段，健康和体能往往受到极大的挑战，各种老年病接踵而至，像高血压、糖尿病、高脂血症、老年性痴呆等会逐渐威胁到老人的身心健康。退休后是老年人的黄金时间，但也有些老人会因为退休而失去了生活的重心，慢慢变得郁郁寡欢，如果再加上患有各种躯体疾病，老年人的心理和精神状态就会受到重创，老人会逐渐发展为失眠、兴趣减少，严重的甚至会患上抑郁症。中国传统文化中的“六艺”是倡导积极乐观的生活，大则精通《诗》《书》《礼》《乐》《易》《春秋》六部经典，小则就是要知悉“礼、乐、射、御、数、术”，对应到现代生活中就是广泛的爱好和乐天知命的生活态度。虽然现代人永远不能再回归到古代那种农耕时代的田园生活了，但只要把天地忘我、顺应自然的理念应用到现实生活中，拥有一颗宁静淡泊的心，就能营造出温馨的晚年生活，才能保持身心健康。

家庭是社会的最小单元，老人也是家庭的核心。中国传统文化提倡“孝道”，古语道“家有一老，如有一宝”，老人能够健康长寿，是家庭幸福久安的前提条件，也是社会稳定和谐的必备因素。家庭成员的支持对老年人身心健康很关键，和谐的家庭氛围和经济保障，是老年人安度晚年必备的条件。社会文明程度、医保体系的完善等因素也和老年人的健康密不可分，随着城市医保的逐步健全和农村合作化医疗的推行，老年人看病难、看病贵问题已经得到了很大程度改善。总之，老年人的身心健康和社会、家庭和个体有着千丝万缕的关系。

第二节 老年慢病及其管理现状

由于老年人的器官组织功能减退等原因，很多老年人受慢性疾病的困扰，罹患的疾病如糖尿病、高血压、脑血管病以及癌症等会绵延不愈，长期困扰老年人的日常生活，并且会在老年人抵抗力下降、各种应激因素刺激下急性发病，严重的甚至会发展为各种危重症，影响老人的生命健康。

所谓老年慢病管理即是以患慢性疾病的老年人群为管理对象，重视疾病发生发展的全过程，强调预防、保健、医疗等多学科的合作，提倡资源早利用，避免和减少发病后的医疗花费，提高卫生资源和资金的使用效率。慢病管理涉及多个机构，参与合作的部门包括政府、医疗机构、家庭及个体。各医疗机构内部如社区卫生服务中心、三级医院、康复中心等也要协调合作，信息共享，建立双向转诊关系，并在实施过程中强调整体保健、预防疾病，尽量减少并发症，从而形成一体化的卫生保健体系。

一、我国老年慢病流行病学现状

多数老年人患有慢性疾病，这是老年病的一个较典型的流行病学特点。根据老年流行病学调查的研究显示，老年人慢性病患病率为76%～89%，明显高于中青年（23.7%）。在患慢性病的老年人中，46%有运动功能障碍，17%生活不能自理。从慢性病的发展趋势和流行病学调查资料发现，我国老年人常见的慢性疾病有高血压、冠心病、脑血管性疾病、糖尿病、神经变性病、骨关节病、恶性肿瘤、慢性阻塞性肺疾病、白内障和前列腺增生等。常见的老年综合征有：老年性痴呆、谵妄、抑郁、尿失禁、老年衰弱、老年肌少症、营养不良等。慢病老年人的判定标准：①有明确诊断的慢性疾病史或具有较长的用药史，半年以上。②无严重的症状和体征，病情比较平稳。③现患一种或者一种以上疾病，一般不需要住院治疗。④辅助检查正常或异常。⑤具有一种或一种以上的老年综合征表现，如跌倒、痴呆、尿失禁、晕厥、谵妄、帕金森病、抑郁症等。⑥出现一种或多种老年病问题，如压疮、便秘、失眠、疼痛、肺栓塞、吸入性肺炎、营养不良、深静脉血栓、肢体残疾、视力障碍或者听力障碍等。

中国现阶段老年人口健康状况在不同地区、不同年龄段有所差异，随着年龄增加，患病率也有所增加。2002 年全国统计数字显示，老年人的发病情况从高到低依次为：高血压、冠心病、慢性支气管炎、糖尿病、肺心病、恶性肿瘤、脑血管病、老年性痴呆、白内障、前列腺肥大。到 2006 年，中国高血压患病率急剧增高，达到 18.8%，约计 2 亿人患高血压病，老年人患高血压的比例大幅提高。老年人所患疾病的前 5 位分别为：高血压、冠心病、脑血管病、恶性肿瘤、糖尿病。在不同的地区和不同的人群中，每一种疾病的患病率和排列顺序都有所不同。

中国老年人受教育程度普遍相对较低，大部分生活在农村，慢性病患病率较高，一般多种病共存，老年人的保健知识、保健意识、保健能力较差。中国老年人正进入“生活方式疾病”的发病高峰期。所谓“生活方式疾病”，是指因为不科学的生活方式、不合理的膳食结构、缺乏体力活动等造成的疾病。例如，心血管病。高血压、慢性肺病、肥胖症、糖尿病、癌症、脂肪肝、骨质疏松等多种慢性病。进入 21 世纪以来，老年男性心血管病发病率增加了 50%，女性增加了 32%。脑血管病男性患者增加了 36%，女性增加了 20%。平均每天有 7123 人死于心脑血管疾病，高血压患者占总人口的 10%；糖尿病患者有 4400 万人，以每天 3000 人的速度在增加；每年新增癌症患者 160 万人，大大超过以前的数值。

随着中国老年人口的急剧增加，患各种老年慢性疾病的人群也在增多。做好老年病的预防工作和对各种老年慢病的有效管理，能减少不必要的卫生资源浪费和各种社会、家庭矛盾，促进和谐社会的发展。

二、老年健康及慢病的影响因素

老年人因为衰老，体力和精力会出现减退，一些老年病伴随着年龄的增长也会悄然降临。老年病发病率高，老年人生活不能自理的比例也高，且老年病多为慢性病，花费巨大，消耗卫生资源多，对国家和社会造成很大的负担，医疗保健护理系统受到极大的挑战。老年疾病的预防涉及社会的方方面面，同样也会触及一些伦理的问题。首先，老年人和普通公民一样，是具有各种权利的，这些权利包括生命健康权、医疗保障权、疾病的认知权、知情同意权、隐私保护权、医疗服务选择权等。其中生命健康权即生命权和健康权。从每个老年人个体来说，一些疾病的发生也许是与生俱来的，也就是说与基因遗传有关。当然，先天因素固然重要，后天的生活习惯、外部环境、生活经历等也都是决定性的后天因素。个体的文化水平、饮食习惯、经济条件、家庭成员的支持等因素和疾病的发生也不无关系。从外部大环境来讲，政府医疗体系的完善程度、健康教育普及率、医保覆盖的因素也和老年人的疾病息息相关。公共医疗服务的产生是现代社会文明化的成果，当然也是医学健康事业日益发展的体现。反之，公共医疗服务也推动了医学的发展和社会的进步。当代医学模式正在向生物—心理—社会医学模式转变，这个转变强调从整体上诊治疾病，因此更加有利于疾病的预防、诊治和康复。医学咨询、健康教育的作用甚至大于得病后再救治的急性期治疗。政府应该进一步完善全民预防、保健、医疗、康复等原本分离的医疗行为，合理布局养老病床和护理院等老年卫生保健机构，建立和谐社会，使得老有所养、老有所依。家庭作为社会的最小单元，是老人精神力量的依托。提倡孝道文化，关爱老人，老人身体健康，家庭成员的幸福指数也就提高了，整个社会和谐度也会提高。

老年人健康状况是和社会发展密不可分的。随着中国社会改革开放、经济发展，人民的生活水平有了很大提高，伴随着的是一些所谓的“富贵病”，如糖尿病、高血压及肥胖的增多，导致了一些疾病如冠心病及脑血管病的发病年龄提前。很多老年病都是多种因素致病。进入老年期以后，老年人的机体逐渐老化、免疫功能下降、各器官和组织功能衰退等，导致老年人处于疾病前期，任何一种因素作用于老年人都可能导致老年病的发生，并且在多数情况下，病因无法明确，甚至难以分清是机体自然衰老的结果还是由疾病所导致。中医常说人有七情六欲，所谓“七情”，即喜、怒、忧、思、悲、恐、惊这七种情志。七情人人都有，是正常的精神活动，有益于身心健康。但是异常的情志变化可使情绪失控，神经系统功能失调，引起人体阴阳失调，从而出现各种疾病、早衰，甚至短寿。也就是说七情和人体内脏的关系十分密切，老年人随着脏器功能的衰退，自身调节功能减弱，当面对过激的情志变化时，往往因难以承受而导致各种疾病的发生。

中国已经进入老龄化社会，患病老人在逐年增多，亟待政府部门健全医疗服务体系，尤其是养老服务体系。在当今社会中，医疗机构和医疗保险的良好运作，制度的保障是不可或缺的要素，这一点已经开始被人们意识到。“就医难，看病贵”已经引起了社会各界的关注，医疗机构改革的呼声也一浪高过一浪，政府在此当然负有最为关键的责任，但是医务人员也没有理由置身事外，作为医疗行为的直接参与者和主导者，如果愿意为医疗环境的改善、社会公众的健康利益做点什么，那么医者的声音显然是最为中肯不过的了。

人类的健康和科技的发展是密不可分的，磁共振、电子计算机断层X线扫描等技术为很多疾病的诊断提供了技术保障，发达的经济也为人类的健康提供了物质基础。医学技术的发展有赖于自然科学、生命科学等学科的发展。中国现阶段经济发展还不均衡，一些偏远地区还处于缺医少药的局面，很多老年人没有经济能力做白内障手术，更谈不上去定期体检预防疾病了。老年人对各类慢性疾病的预防控制和其本人的教育水平有直接关系，广大农村地区卫生保健教育相对落后，农村地区人群的卫生知识水平明显低于城市，尤其是在“老、少、边、穷”地区，那里文化落后，卫生条件差，亟待改善，对这些地区的健康教育以及慢性疾病管理显得刻不容缓。

三、现行的老年慢病管理方法

常见的慢病管理涵盖的疾病包括高血压、冠心病、糖尿病、高脂血症、动脉粥样硬化、老年性认知障碍以及老年精神心理障碍等。现代医学预防保健的观念追求的是积极的干预，早期预防疾病的发生，老年人应该充分利用现代医学的知识，利用现有的条件，定期到卫生机构进行体格检查，做健康状况评价，如对生活自理能力评价，测量身高、体重、血压、视力、听力和活动能力，做肝、肾功能等血液检测，做心电图、彩超等辅助检查。合理筹划晚年生活，保持良好的心态，不抽烟饮酒，经常锻炼身体，控制高血压，改善血糖水平及合理膳食，这对预防心脑血管疾病等有积极的意义。

各级医院的医生不能仅满足于单次诊断开药，必须从预防角度，提高对老年人慢性病长期管理的认识，并进行系统的健康教育。医学科普知识的推广在老年健康管理中也是非常重要的。老年人由于文化水平的差异，接受医学科普知识的渠道也不同，但相同点是老年人都会对自己的身体健康状况很关注，经常去关注一些医疗科普知识。

近几年，各级政府部门已经充分认识到老年慢病管理的重要性，建立了不少专门收治老年人的老年医院，从社区基层卫生服务、养老机构、综合医院到老年医院，已经初步建立了完整的针对老年的健康服务链。《中国老年人健康管理服务规范》中也明确规定，年龄大于65岁的老人为国家基本公共卫生服务的对象，基层社区卫生服务机构要对这个年龄段以上的老人进行规范的健康管理，建立档案，定期预约辖区内的老年人到社区卫生服务机构进行体格检查，了解他们所患疾病和治疗情况，根据评估结果进行分类处理。对存在危险因素如高血压、糖尿病等情况的进行针对性的健康宣教，并纳入疾病管理，告知健康体检结果，合理进行健康指导，如进行生活方式的改进、疫苗接种、骨质疏松预防、预防跌倒、预防意外伤害和告知下次检查的时间等。

四、老年慢病管理的复杂性和伦理问题的关系

老年慢性疾病管理受各种因素制约，个人、家庭及社会的作用在这个过程中是相互协调、缺一不可的。老年慢病防治得当，能够提高老年人生活质量，延长寿命。慢病管理过程各种因素互相制约，错综复杂，出现伦理道德方面的冲突也在所难免。

（一）老年人及家人掌握医学信息欠缺或信息不对称性

老年人一般很关注自己的身体健康状况，但由于很多老年人文化素质较低，更欠缺医学基本知识，接受的医学知识渠道不正确，往往在疾病的处理方面走极端，容易听信社会上所谓的保健品和药品的不实宣传。一些不良商人就瞄准了老人的这种心理，做虚假广告，卖假药，卖假医疗保健品。街头小报及网络上经常会有专门治疗各种疑难杂症的广告，宣传大型综合医院根治不了的疾病如糖尿病、系统性红斑狼疮、白癜风等，这些广告宣传的某些高顶尖治疗如纳米技术、基因技术能包治百病，让老人们膜拜不已。很多老人花了不菲的价钱买了保健产品，不仅延误了疾病的治疗时机，有的还造成了身体上的一些毒副反应。一些媒体在利益驱动下对一些虚假广告推波助澜，在社会上造成了不良后果。如前几年某电视台大肆宣传张悟本的绿豆治疗百病，造成社会上绿豆“洛阳纸贵”，价格翻了好几番。这种伪科学的东西看似愚昧，却就有很多人上当，这固然和很多人医学科普知识欠缺

有关，一些媒体平台的推广也脱不了干系。卫生防疫部门及医院的医务人员有义务去给老百姓进行医学科普知识的宣讲，社会要有正确的渠道让老年人去获得疾病预防的知识，社区、街道要多进行科普展览，在丰富老年人的业余文化生活的同时，也让他们获得一些规范有用的疾病防治知识。

还有很多老年人患慢性疾病时，其本人、配偶及子女由于医学知识匮乏，在病情出现变化时不能及时让老年人到医院就诊，结果小病拖成大病，延误了治疗的最佳时机，这样的例子不胜枚举，造成的家庭及医患的伦理冲突也不在少数。

（二）老年人的社会和家庭环境发生了改变

老年人慢病的特点就是多病共存，这为老年慢病管理带来更大挑战。慢病管理过程会产生一些伦理冲突问题。对于老年人个体来说，体力和精力的下降有时会导致老人的自闭，容易发生心理问题。尤其刚刚退休的老年人，没有了以前繁忙的工作，生活没了寄托；会产生极大的心里落差，这也会导致心理上的一些困扰，产生焦虑和抑郁情绪在所难免；有的老年人长期养成了节俭的生活习惯，或者受经济能力的限制，不能对自身出现的健康问题及时解决；更多的老年人对自身的健康还是很关注的，但受医疗知识欠缺等因素制约，会忽视一些疾病的早期征兆而延误治疗。患有慢病的老年人自身要保持乐观心态，定期服药，定期锻炼身体，合理膳食，有不适感时应及时告知家人，到医院就诊。

现在的老年人家庭成员中一般会有一个以上的子女，但由于子女一般处于中青年阶段，是单位的骨干力量，工作繁忙，处于上有老下有小的人生阶段，大多不和父母住在一起，造成了空巢老人的增多。子女对老人的健康状况了解不是很充分，照料老年人的责任很多是由老伴来承担，他们互相扶持，互为照料。如果老人患有慢性疾病，往往需要子女协调好工作和生活的关系，应和未患病的父母一方照料患病的老人，如提醒老人定时服药，定时带老人到医院体检，鼓励老人与疾病做斗争，关爱老人，让老人感受到家庭的温暖，帮助老人保持乐观的心态。

（三）老年慢病的特点

老年病的症状和体征不典型，就会导致老年人本身对疾病的发生不能充分认识，从而延迟了最佳治疗时机，这也是个人、家庭、社会和医院的伦理冲突的重要原因。针对老年慢病的多样性和复杂性，在老年人疾病预防、诊治等各个环节，社会、家庭统一协调和规划，能为预防出现伦理冲突起到积极的作用。

1. 老年人对疼痛的反应性和敏感性降低，如发生急性心肌梗死、内脏穿孔等，中青年人表现为极度的疼痛和不适，而老年人可能仅仅表现为轻微的不适感，有的甚至没有什么感觉。所以老年人即使有一些轻微的不适也要及时就诊，或者定期到医院进行体格检查，免得造成不必要的损失。

2. 老年人常常患有多种疾病，一种疾病往往会掩盖另外一种疾病的症状，甚至互相影响，无法鉴别。例如，老年人患肺炎时常常无明显咳嗽、咳痰等症状，或者仅仅表现为精神、食欲差，全身乏力、脱水或者意识障碍等症状，这就要求接诊医生要全面体检，系统检查，排除一些可能导致发病的因素。

3. 老年人发病多出现精神及神经症状，如有的心脏病患者或者肺炎患者会表现为认知障碍、幻觉等谵妄症状，有的出现意识模糊，而不是胸痛、呼吸困难等，因此，临床医生要重视客观查体和病史询问，尤其体温、脉搏、血压及意识的观察极为重要。

4. 老年人病情发展缓慢，因为老年病中很大一部分是慢性退行性疾病，有时生理变化难与病理变化区分。很多人认为老年性痴呆是老年人老糊涂，是正常的生理现象，老年营养不良就是日久天长的积累造成的，老人饮食不佳是胃口不好，而忽视了去医院就诊。疾病发展到一定阶段后，病情就会很短时间内迅速恶化，可使原来勉强维持的代偿状态的器官迅速衰竭，严重的会危及患者生命。

5. 老年人发病会有连锁反应，一种疾病如果不及时救治，会导致另外一种并发症。例如，跌倒的老人造成了股骨颈骨折，如果家人认为老人不能耐受手术，而采取了保守治疗，一系列的并发症就会发生，如卧床造成的肺炎、压疮、泌尿系感染、下肢静脉栓塞等。所以，针对一些应激状态下出现的老年疾病，一定要根据实际情况及时就诊，避免延误了最佳治疗时机。

（四）老年健康观念和伦理冲突的关系

由于对老年病的认识不够，现在很多人持有的老年健康观念有偏差，所以造成了很多的医患纠纷和伦理冲突。老年人难免患病，而且有的疾病凭借现代医学技术是治愈不了的，如何带病生存、有尊严和快乐的生活也是伦理学尤为重视的环节，社会各层面都要有正确的老年健康观念。例如，老年人发生跌倒现象在家庭和医院内时有发生，现代医学已经把跌倒作为一种疾病来对待，而不是单纯的意外事件。因为跌倒和很多疾病息息相关，如痴呆、帕金森病、视力障碍、平衡障碍等，跌倒的风险控制社会各界都有责任。很多老年人要带病生存，如很多老年人要长期服药治疗高血压、糖尿病等慢性疾病，只要规律服药，可以达到延年益寿的目标。老年人要自尊自立，积极锻炼身体，要尽量参与各种社会活动。家人也要关爱老人，树立养老助老的良好观念，要知道生老病死是自然规律，现代医学有很多医学难题尚未解决，尊重自然规律，使得患病老人尽量保留各项生活功能，让老人安度晚年是大家共同的目标。

第三节 老年慢病管理中的伦理问题分析及应用

在老年人的健康管理和慢性病管理过程中会存在一些伦理问题，开展疾病防治并收到良好效果是受很多综合因素制约的，在这个过程中会产生一些伦理冲突，涉及个人、家庭、医疗保障、传统孝道、社会人文、医院以及政府等多个层面。

一、现有的医院诊疗模式和老人多病共存的矛盾冲突

现有的综合医院门诊一般是按照疾病的专科来设置的，如心内科、呼吸科、骨科等，即使老年病医院也是按照专科疾病来设置门诊的。但很多老年人一般同时患有多种疾病，按照现在的医院就诊模式，老人去医院门诊就诊可能要依次看多个科室，挂几个号才能看完病，这不仅给老人带来就诊的负担，医院也容易在科室配合环节上出现问题，很多医患纠纷由此产生。老年人机体功能减退，脏器功能、免疫功能及认知功能下降，肢体活动出现障碍；还可能同时患有冠心病、高血压、高脂血症、颈椎病、白内障和腰肌劳损等，虽然几种病在一个老人身上出现，会有轻重缓急，其中必有1~2种病为主要疾病，危害性大，甚至有致命性危险。针对以上老年人患病的特点，医院应该提供一站式服务模式，要形成良性有序的医师接诊会诊制度，有侧重点地诊治老年人所患疾病。针对老年人的多病共存现状，要加强多学科诊治团队的建设。

由于很多老年人多病共存，现行综合医院的诊疗模式往往是针对老人的某一种疾病给予诊治，没有纵观全局的意识，这样往往会造成临床上的误诊和漏诊，多学科团队的诊治方法能够解决这些问题。多学科团队具体包括老年病医师、老年病护士、老年康复治疗师、社会工作者、营养师、临床药师、心理师和社会工作者等，在团队的共同努力下，使得患有多种慢病的老人在合理的护理照料下逐渐康复。

卫生管理部门应大力发展老年医院建设，培养全科医生和老年病医生，简化门诊就诊流程，使得老年病人病情评估、诊断和治疗无缝衔接，能有效减少医患纠纷的发生。

二、慢病老人在各级医疗机构相互转诊问题不能得到妥善解决

目前，由于中国社会老龄化，老年人口日益增多，患慢病的老人群体也在增多，现有的老年医院、护理院以及养老机构还远远不能满足这个群体的需求，这就产生了很多供需之间的矛盾。

一般来说，患慢病的老人在急性发作时入住综合医院，治疗一段时间病情有了缓解，综合医院医生会建议患者出院继续康复治疗。也有的老人由于高龄或者病情需要，回家后

家人不能提供照料及医疗服务，需要找到合适的康复及照料机构。由于现有的老年医院覆盖率较低，能够提供医养结合的护理院也很少，造成很多老年人不能及时找到合适的康复医院或者照料机构继续康复治疗，很多患者家属不愿意让老人出院，这就容易造成患者家属和医院的伦理冲突。也有的患者及家属由于信息渠道少，不知道让病情缓解的老人去哪里继续治疗，综合医院又缺乏相关的部门来协调解决转院的问题。还有一些入住养老机构的慢病老人患急性疾病后要到综合医院就诊，但由于综合医院床位紧张等原因，不能及时住院治疗。所以要建立养老院、护理院、老年医院、综合医院及社区医院畅通的转接模式，这样护理院和养老机构的老人慢病急性发作时，能及时转诊到老年医院或者综合医院诊治；需要入住老年医院及养老机构的老年患者的需求也能得到合理解决。

三、慢病老人医养结合问题尚待完善

医养结合就是针对患慢病住在社区及养老机构的老年人，由医疗机构和照料者给予健康保障和日常照料的养老模式，是目前政府各层面很重视的工作，但刚刚起步，还没有在全社会广泛推广。由于很多高龄慢病老年人患有压疮、深静脉血栓、痴呆、肺炎、营养不良、肢体残疾、便秘、抑郁症等问题，还有很多老年综合征如慢性疼痛、失眠、药物滥用、帕金森病、衰弱、跌倒、谵妄等也广泛存在，很多患病的老人入住养老机构，也有的在家里由保姆照料。临床中经常有老人在家中或者养老院中慢病急性发作，因不能及时发现和解决而延误了最佳治疗时机。因为以上健康问题需要专业的医务人员给予指导和治疗，但很多养老机构及家庭缺乏专业的健康指导，不能满足患病老人的日常需要。这就迫切需要推行医养结合的模式，来改善目前养老机构医疗服务薄弱的现状。

在北京很多社区已经有成功的经验，由附近综合医院的医生到社区和养老机构给老人定期做健康指导和查房，定期体格检查，并提出诊治建议，满足了很多慢病老人的医疗需要，减少了去医院就诊的劳顿之苦。

四、老年人慢病自我管理和家庭管理问题

老年人身患慢病，往往由于大意或者医学知识欠缺等原因，使得其慢性疾病不能得到有效控制。据统计，中国高血压治疗达标率不足50%，高脂血症的治疗达标率更低，一些老年人不能定期定时服药，造成了很多慢病的防控收效欠佳，如患糖尿病的老人不能适当控制饮食。有的老人因为出于经济方面的原因，身体不舒服喜欢拖着不治疗，也是造成很多小病变大病的原因。有些老年人因为自身条件限制，如肢体方面的残疾或者认知功能下降，不能很好地照料自己，也是造成慢病自我管理欠佳的原因。在中国台湾、中国香港以及新加坡等亚洲地区，带患阿尔茨海默病老人就诊的多是患者子女，而在中国内地，不仅这个病的就诊率很低，而且带患病老人就诊的多是其老伴，而且其照料者也多半是配偶而

不是子女。这些现实的问题需要我们深思，加强患慢病老人的自我管理和家庭管理是解决伦理冲突一个重要途径。

五、伦理问题分析及应用

【案例】 患者，女性，70岁。2年前老伴去世后一直自己生活，其子女感觉老人对原来喜欢的事情没有了兴趣，不爱说话，经常唉声叹气，有时候心慌气短，食欲不振，整天诉说腰腿痛，夜间睡眠差，需要服用安眠药才能入睡，有时候哭泣，感觉生活没有了希望，还说“不如死了算了”。其子女带她到综合医院的神经内科就诊，神经内科医生建议她到精神科进一步确诊。其子女感觉老人患了“精神病”，在熟人面前没有面子，迟迟未带她到精神心理科就诊，最终老人服药自杀未遂。

【分析】

1. 老人出现悲观厌世、情绪低落、兴趣减少、失眠、多梦、心烦意乱等，要注意是抑郁症的表现，要及时带他（她）到医院就诊。抑郁症最严重的后果是自杀等冲动性行为，后果很严重。家人要在发病早期带老人及时就诊，经过服用抗抑郁药物治疗后，一般情况下症状会有明显改善。

2. 老年人由于年龄增高、社会角色转变、身体多病等原因，容易出现焦虑抑郁等精神障碍。有统计分析，在中国老年人口中患有精神障碍的比例能达到1.5%，高于普通人群。如果处理不得当，会对社会及家庭造成难以弥补的后果。但是很多人对老年人的精神障碍还认识不足，或者对老人出现这方面的问题感到羞耻，造成了现在就诊率很低的现象。

3. 精神障碍老人也有尊严，有权利去争取自己的利益。由于精神障碍老人自知力、自理能力及自控力都比较差，不能自己及时去医院就诊，家属及社会人员往往戴着有色眼镜来看待这类疾病，其实这类疾病和其他疾病一样，需要得到社会的理解，患者有权利早期服药及早期住院获得治疗，同样需要得到社会及家人的关爱和理解。

【建议】

1. 应及早发现老人抑郁、焦虑等精神障碍的蛛丝马迹，并带老年患者到综合医院的心理科或者精神病院就诊。

2. 对患病老人给予适当的心理安抚、无微不至的关爱，让他（她）感受到家庭的温暖。

【案例】 患者，男性，84岁。因慢性阻塞性肺病、肺部感染住某医院呼吸内科，同时合并有糖尿病、压疮、陈旧性左股骨颈骨折，长期卧床。住院3周后肺部感染控制，呼吸科医生通知病人出院，定期行压疮换药，但家属提出患者行动不便且家离医院较远，希望转住外科治疗压疮。经请普通外科会诊后认为患者糖尿病较重，压疮治疗困难，应入住烧伤科治疗。烧伤科会诊后认为患者高龄，体质较差，不适合外科植皮手术。最终患者因为压疮感染，造成菌血症死亡。

【分析】

1. 此病例为高龄多病共存患者，内科治疗肺部感染后，应转科到外科或烧伤科积极治疗压疮等并发症。

2. 本案例中相关科室片面强调单一系统的问题，忽视了患者多病共存，没有全面评估老人的身体状况。

【建议】

1. 医院各科室应从患者利益出发，发挥协作精神，为老年患者创造适宜的治疗条件。

2. 针对高龄患者医院管理层面应强调多学科综合诊治，为多病共存的老人开通绿色通道。

【案例】患者，男性，82岁。入院诊断：老年性痴呆，精神障碍。患者入院后在护工看护下不慎发生跌倒，导致右侧股骨颈骨折。及时进行手术治疗后患者恢复较好，能自行行走，精神障碍如幻觉、妄想及睡眠障碍也得到很好的控制，但患者家属以患者遭受到精神上的创伤等为由，要求护工公司给予高额赔偿，双方在赔偿数额问题上产生分歧，医院方面协调未果。患者已经达到出院标准，但患者家属不交住院费，迟迟不给患者办理出院手续。

【分析】

1. 老年人发生跌倒的概率很高，跌倒发生和老年人的肢体功能障碍、衰弱、视力差、平衡能力差、认知功能差等都有关系，发生跌倒后直接的躯体损害是软组织损伤或者骨折。

2. 大多数老年人是因为躯体疾病而出现跌倒现象，在医院内和医院外都有可能发生。摔倒后要及时给予老人救治，如果治疗不及时会延误病情。这一案例中医院和护工公司在处理老人跌倒导致骨折问题上救治很及时，最后老人没有留下后遗症。

3. 老年人跌倒是个社会问题，有关老人跌倒后扶不扶的问题时常有报道，关爱老人、提倡孝道是中华民族的优良传统。老人跌倒关系到老人的健康，其风险应该由家庭、社会等各界共同承担。就这一案例，患者在医院住院，院方有监护义务，护工公司派护理员看护患者后出现跌倒，因此护工公司有直接责任。发生跌倒有主观的原因，也有客观的因素，涉事双方应该本着互相理解的原则，为老人的健康共同尽力。

【建议】

1. 医院应该加强基础设施建设，采取铺设防跌倒地面和减少障碍物等措施。

2. 家属应该理解老年人跌倒是很难避免的事情，尤其是一些有精神障碍和痴呆的老人即使在家也难免出现意外，更换一个新环境后更容易出现意外。

3. 患者家属及护工公司要及时协调解决问题，不要影响医院的工作秩序和老人的进一步治疗。

第四章　老年病急性期救治的伦理问题

急救（诊）医学主要对危重症及意外事故伤害进行救治，包括院前及院内急救两大部分。急救医学实践除了需要精湛的医疗技术，也必须遵守医学伦理原则，但具体表现方式可能和其他临床科室不同，另外急救医学更存在特有的医学伦理问题。急诊科是医院内抢救突发、紧急、急危重症患者的重要场所，是医院第一线的“前哨”，而老年患者这个特殊的群体，在急性期救治的情况往往比较复杂，如急救后可能带来生命的延续，但生命的质量与存活抉择两难。医生和卫生保健团队有些时候必须帮助老年患者抉择，是否拒用或者撤销使用这些支持生命的药物或设备——有些时候甚至一些基本的生命支持措施，如营养和水合物，也需要帮助患者抉择。

在老年病急性期的救治中，生命保障系统的抉择经常面临伦理或法律的两难境界，医方患方须解决这一难题。本章详细阐述老年病急性期的表现和特点，分析了老年病急性期救治医学伦理的应用原则，以及在救治过程中可能发生的伦理问题和冲突，并列举救治实际案例，对老年病急性期救治过程中可能发生的伦理问题，进行分析和建议。在急救中应始终把老年患者的利益放在头等重要的位置，以避免或解决冲突。

第一节　老年病急性期概述

一、老年病急性期

老年病急性期是指老年患者处于生理和社会心理明显恶化时期。老年人老化改变使老年患者急性期更容易受损害，生理失代偿的危险更大，老年人机体系统和功能对生理性应激更敏感，如诊断检查、药物干预甚至日常生活改变，使老年病急性期的恢复和适应也缓慢。因此，对老年病急性期的老人来说，救治受多种因素的影响。老年医学是特殊的学科，老年病急性期存在诸多问题，与普通急诊不同，因而对老年病急性期的救治，需要急诊老年多学科团队提供急诊处理以及急救后的治疗，以满足老年病急性期患者的多种需求。

二、老年病急性期的表现与特点

（一）老年病急性期的表现

老年人急诊就诊人群呈巨大增长趋势。由于老年病急性期的患者常常伴病态的躯体、多用药和复杂内科疾病等情况，故患者表现多样，病情急，进展迅速，相对于其他内科疾病具有以下的特征性表现。

1. *慢性疾病急性发作* 因老年人机体功能衰退、脏器功能降低、免疫力低下、代谢平衡失调、认知功能下降和肢体活动障碍等病理生理特点，多数老年人就诊急诊，往往是因某种慢性疾病急性发作入院。在急诊临床常见的慢性内科疾病主要是心血管系统疾病急性发作，导致病情突然恶化，甚至在短时间内直接威胁生命，如心绞痛、心肌梗死、心律失常、心力衰竭等。还有脑血管疾病，常见的如脑出血、脑梗死等。还有呼吸系统疾病，常见的是严重的肺部感染。由于老年人对疾病的反应能力低下，症状不明显，因此可能对早期症状不重视，致使病情延误，到后期进展特别迅速，甚至导致病情恶化，难以控制。还有消化系统疾病，如夏季急性胃炎、痢疾、急性胃肠炎发病率也比较高。内分泌和代谢系统疾病，如糖尿病及其合并症、电解质紊乱等也常见。

2. *老年人多病共存* 大多数老年患者就诊急诊时，多伴有高血压、冠心病、脑血管病、糖尿病等慢性病，多病共存十分普遍，且病情复杂，因而多重用药和联合用药也很常见。而多重用药和联合用药会增加药物的毒副作用，加大相互作用风险，且老年人在急性发病时代谢水平明显下降，出现药物不良反应的概率大大增加。

3. *多种老年综合征和老年问题并存* 在急诊常见的老年综合征如谵妄、痴呆、尿失禁等，常见的老年问题有压疮、便秘、失眠、疼痛、营养不良、肢体残疾等。老年病急性期患者一种疾病可能会有几种老年综合征的表现，而不同的疾病也会有同一种老年综合征的表现。老年病患者也可能同时出现好几种老年问题，增加了老年病急性期抢救和诊断的难度。

（二）老年病急性期特点

1. 老年病急性期的患者病情重且复杂多变。老年患者在急性期时由于多病共存和老年问题，往往病情重、生命垂危。

2. 老年患者在急诊抢救比例高，并且呈持续增长。其原因一方面是因为老年人发病突然，多于急诊科就诊；另一方面也因慢性病急性反复发作导致复诊率高所致。

3. 老年患者在急诊科的抢救监护时间长。老年患者在抢救室比其他患者平均多花 3.5 小时。由于老年患者记忆力减弱、反应迟缓，医护人员需要花更多的时间询问病史。如果老年患者伴有交流障碍或精神状态改变时，病史获取变得更困难，需要进行辅助检查。另外老年患者由于本身体质较弱，病情发展迅速复杂，也是抢救监护时间长的原因。

4. 老年病急性期抢救患者中，躯体疾病以循环系统、呼吸系统和神经系统疾患的抢救率最高。

5. 老年患者出院率低、病死率高。这主要是因为老年患者在急诊处理起来非常复杂，老年患者尤其是大于75岁的老年患者在发生急性冠状动脉综合征时，出现症状不明显的概率明显增高，而因为症状不明显使得患者在转往急诊科的途中和分诊时延误时机，增加病死率。多数老年患者为多病共存，如只关注引起就诊的主要症状，忽略病情的复杂性，则会引起病情加重，死亡率和滞留率高。

三、老年病急性期的救治理念

老年病急性期救治理念是一种专业实践的概念，其源于老年人具有特殊的需求，包括生理、社会心理、功能以及经济需求，这些将影响老年患者的生理性疾病的发展和急诊救治，因此建立老年病急性期救治理念至关重要。

1. 重视老年病急性期患者的管理，选择适合老年人的急救需求，对急诊老年患者进行评估和急诊处理，使疗效最佳化，副作用最小化，从而使医疗获得最大优化。

2. 认识老年患者生理和社会心理的变化，尤其在急性期老年患者处于生理和社会心理明显恶化的危险中，老人常伴有功能下降、依赖性增加和患病率增加的风险。通过医疗团队如护理员、护士、社工、助理医师、医师，共同为老年病急性期患者提供急诊处理，以及急救后的治疗，更有效地分配医疗资源，最优化入院和重复入院率，同时减少医源性并发症，缩短住院时间，减低医疗成本。

3. 注重急救中的临终关怀。当急性期的老年患者病重无法救治时，本着尊重和患者利益最大原则，急诊室的医务人员应尽可能为患者减少痛苦，做好临终关怀，让患者有尊严地离开。

第二节　老年病急性期救治中的伦理问题

一、老年病急性期救治中伦理问题的产生

医学实践过程中可能会产生基本伦理原则之间的冲突，人们试图在它们中间分出个优

先等级。例如，把自主原则作为最重要的伦理原则，但争议不断。不管怎样，医生和卫生保健团队都应该结合每一个具体患者的背景去考虑这些基本原理之间的冲突，尤其是在老年病急性期救治中发生的伦理问题。

急救人员对老年患者实施急救医疗干预的过程中经常面临法律和伦理方面的问题。实际上，由于老年患者的特殊性，抢救的情况往往非常复杂，如多病共存、伴有多个老年问题、存在病史采集不清等情况，常涉及相关的法律和伦理问题。结合老年病急性期救治情况，发生医学伦理冲突有几个方面：①患者的自主原则与医生职业道德、个人或宗教信仰发生冲突。②他们在有决定能力时表达的最后意愿。任何代理人只有在患者不能做决定时才能替代患者进行决策。如果患者既无决策能力，也无医疗代理人，就要遵循有利原则，即选择可能对患者获益最大、损害最小的方案。③特殊临床情况（如植物人状态、疾病终末期）和可能的治疗选择（心肺复苏、呼吸机治疗和透析等）与医生决策之间的冲突。④医疗资源的公平配置与个体需求间的冲突。

二、老年病急性期救治面临的伦理问题

（一）遵循急救原则与尊重患方自主原则的冲突

“医，仁术也”，急救实践要尊重人，履行知情同意，促进个人的自主性，保护病人，避免欺骗和强迫，鼓励医务人员自律，可以促进做出理性的决策。急诊手术、特殊检查或者特殊治疗要告知，并尽可能让患者理解病情及所要采取的医疗措施，医务人员有义务协助患者获得依自己的选择所能得到的最佳益处。因病情无法履行知情权利时，应由与患者没有经济和情感冲突的监护人为其做出决定。无法取得患者意见又无家属或者关系人在场，或者遇到其他特殊情况时，经治医师应当提出医疗处置方案，在取得医疗机构负责人或者被授权负责人员的批准后实施。这就要求医院建立临床伦理委员会，在急诊等特殊情况下给予临床医生伦理学建议。

理想的治疗目标应当是患者与医生彼此认同一致的目标。如果医生认为患者要求的治疗，尤其是生命支持措施的治疗在医疗上无益，会引起冲突。如果一种治疗方法经过论证或经验提示该方法很可能不会导致有意义的生存，则被判定为医疗无益。医生最有资格判定医疗无益，但只有患者才有权决定是否放弃。

（二）医疗技术操作与不伤害原则的冲突

伤害包括身体的、精神的和其他伤害（如经济的）。应尽可能避免伤害、除去伤害，绝不有意伤害。医疗过程中，不应出现因医务人员的疏忽及技术不成熟而造成的伤害。急救医务人员要精益求精，每位操作者要熟练掌握损伤救治技能及理念，尽可能避免二次损伤，

有创操作无法避免伤害的情况下，要将损伤减少到最低程度。“精神内伤，身必败亡”，医务人员要富有同情心，对危重的患者更应如此。

急救实践活动中对经济因素的考虑不能影响医生的决策，同时也要避免重商主义。

（三）医疗救治与医疗公平原则的冲突

不能剥夺有能力和机会获得健康的人的医疗权利。老年急性期的患者不管任何情况都应有医疗的权利。医师在诊疗过程中要独立，对有好感或厌恶的患者的急救要一视同仁，不能因特殊情谊而忽略其他患者的救治，更不能因情绪波动或利害关系影响医疗判断。患者有权享受医疗救治，不允许拒绝诊疗。在急救过程中经常会遇到无家属、来源于敬老院的急重症老年人，在急救时有些医务人员可能歧视患者，对待患者态度冷漠，这有悖医疗公平原则，更有悖善待患者的原则。若医院不救治将受到患方投诉、政府罚单、社会舆论压力，医院若救治就自己买单或花费大量精力催款，这样又打击了一线医务人员的积极性。

（四）“不复苏”和终止复苏的选择冲突

心肺脑复苏简称复苏（resuscitation），是对濒于死亡的病人采取的一系列急救措施，其目的是试图恢复病人的循环、呼吸和意识，挽救生命。一般而言，对于心跳呼吸骤停的病人，都应当由第一目击者施以基本生命支持（basic life support，BLS），同时呼叫专业急救人员到现场，给予高级生命支持（advanced life support，ALS）。但是否应对每一位临终的病人都施以复苏呢？

从医方的角度看，对于严重的慢性疾病或癌症晚期的病人，复苏是没有效果的；从患方的角度看，部分病人或家属不希望承受不必要的复苏措施造成的痛苦，因为大多数复苏的最终结果仍然是病人的死亡。比如气管插管作为复苏的主要方法之一，能够保证病人的氧气供应，但往往并不能使病变逆转，而导管插在病人喉咙的景象可能更令人痛苦或不安。

2010 年美国心脏协会《心肺复苏与心血管急救指南》较以前版本对不复苏和终止复苏进行了更为详细的伦理学论述，成人院内终止复苏的决策由经治医师下达，同时提出其可靠性是有限的。2009 年《中国心肺复苏指南》初稿中没有做任何伦理论证，指出 30 分钟为终止复苏观察点，但有些家属明确提出要延长复苏，尽管绝大多数延长复苏是徒劳的，病人最终仍是死亡。

为了尊重病人的权利，美国制定了所谓“不复苏”（dot-not resuscitation，DNR）的法律规定，在完全知情的状态下，由病人和他的家庭医生共同签署 DNR 表格，或将一块特制的铭牌佩在身上。如果急救人员在现场确认了这张表格或铭牌，就应该停止各种复苏操作，包括胸外心脏按压、人工通气、气管内插管、电除颤和使用复苏药物等。

我国没有相应的法律法规，决定采用哪些复苏措施和何时宣布临床死亡，因此医务人员常常感到困惑。临床上的死亡常涉及多种因素，大多数的死亡是不可避免的，复苏措施的效果也是有限的。之所以要制定全球统一的复苏指南，就是因为每位医生作为一个个体，不可能积累太多的复苏经验，只有采用循证医学的方法，对众多的临床文献和研究报告进行分析比较，才能得出相对可靠的结论。这些结论再回到临床接受检验，正确的将继续贯彻，谬误的则被弃用或纠正。所以，作为急救人员，既要遵循“只要有百分之一复苏的机会，就要付出百分之百的努力”的职业操守，又要有科学的态度，严格按照复苏指南的要求去做，才能获得较高的抢救成功率。

何时终止复苏是一个棘手的问题，教科书上并没有硬性的规定，因为现场的情况可能很复杂，既有医学上的因素，也有社会和心理上的因素。最近，美国加州法律规定，对心跳呼吸停止的患者采取规范的复苏措施20分钟，病人一直没有出现自主心跳和其他病变逆转的征象，又不属于低温、触电、溺水等特殊情况的话，就可以放弃复苏的努力。当然在判断病人的生命征象时应有足够的时间，如观察呼吸至少30秒，触摸颈动脉和听心音至少60秒。此外，与家属的沟通是必不可少的。

（五）抢救现场和患者知情权间的冲突

抢救现场，要使患者尽快脱离险境，先救人后救物，先救命后治伤。有条件时医务人员一定要采取可能的方法确保自身安全，这样才能救更多的人，医院及社会有义务保障急救医务人员的人身安全。急救时由于缺乏详细的病史、检查及检验，做出疾病的准确评估有很大难度，告知病情不得不讲究技巧，尽可能避免对患者产生不利后果，医务人员要给患者和家属以心理安慰和精神支持。

另外，在抢救现场只要患者家属不影响抢救，可以考虑让家属留在抢救现场，如患者家属情绪失控，或有明显对立抵触情绪很可能会危及抢救，可由专人陪同安慰，建立彼此信任。

（六）生命质量与存活价值选择的两难

患者或代理决策人可以要求撤销或拒用生命支持治疗。拒用和撤销生命支持措施在伦理或法律上有什么显著区别，目前尚无结论。但是患者、家庭以及卫生保健团队可能会发现，撤销生命支持措施比拒用这些措施更加困难。另外，某些传统教义不允许撤销生命支持措施，包括营养与水合物，感到这样做等同于谋杀。而对更加被动的拒用治疗，则相对关注得要少得多。

拒用或撤销治疗措施的决策最好在出现威胁生命的情况之前做出，这样可以让患者和家属能充分考虑，对于临终或具有严重、不可逆性疾病的患者来说这样做尤其重要。

患者在任何时候都有权利拒绝医生所进行的治疗，且患者在任何时候都有权利要求终止正在或已经实施的治疗，这是毫无疑问的。当患者拒绝鼻饲和静脉输液时，临床医生和家属常会感到不舒服。事实上，对其他医疗干预的拒绝权利同样也适用于这些患者。例如许多人担心如果不给疾病终末期患者鼻饲和静脉输液这些干预治疗，患者会很痛苦，但临终关怀治疗积累的经验证明无这些干预反而会使患者感到更舒服一些。静脉和胃内摄入食物和液体可引起胃排空减慢和胃扩张，更换静脉导管或鼻胃管以及由于膜通透性增加而造成的液体负荷过多反而会给患者带来不适；此外，这些干预治疗还可能会削弱或消除一些人体自身的舒适调节机制，如内啡肽的释放。

第三节　老年病急性期救治中的伦理问题分析及应用

一、老年病急性期救治伦理问题的处理方法

（一）正确判断病情和掌握沟通技巧

由于老年病急性期发病急骤，医护人员需要迅速准确地判断病情，及时救治，即使有不少患者病因多不清，也必须立即给予相应的治疗措施以稳定生命体征，降低死亡率。因此，在急诊留院时间短暂，而且侧重了疾病救治方面，常忽视了患者及家属心里的感受和变化，由此导致伦理学问题。

对急危患者，医务人员有义务去做无害的治疗。在某些特殊情况下，尊重患者和抢救生命发生矛盾时，抢救生命应当是第一位的，这样做也是符合医学人道主义的。如果患者无法表达意愿，而家属与患者存在利益冲突或其他原因，也明确表示不同意救治，此时团体决策可行性好于个人决策。救人第一，是医生从医的第一信条，它高于也先于任何其他律令，协和医院的传统精神是：医生抛开自己的一切为病人着想。2007 年北京“男子拒绝手术签字孕妇死亡”事件中，孕妇的生命权让与了关系人，甚至可说是让与了我国现行医学模式。生命权为权利之首，是“不可让与的权利”，并且高于知情权，故应当建立有效的法律机制，赋予医院特殊权力，以免医院陷入职业伦理和法律应诉的两难困境。

在美国，患者如果不愿意接受心肺复苏（do not resuscitate，DNR），手腕上都佩戴有相应的标识，这种标识在长期照料机构或者医院中都具有效力。如果患者还有决策能力，这总是最优先考虑的。对于无决定能力的患者，进行医疗决定时要遵循的策略有如下分级：①尊重他们在有决定能力时表达的最后意愿。②应用替代性判断。③确定他们的最大利益。对于疾病终末期并知道自己在某个时候会出现意识不清或无意识的患者，可以立下非常清

楚的生前预嘱（advanced directives），阐述其对治疗的倾向性。只要情况与预计情况本质上相似时，就可以此执行。

【案例】 患者，男性，76岁。因急性心肌梗死发生室性心动过速、室颤，心脏骤停。医方在非常紧急情况下，匆匆向患者家属交待病情，然后投入紧张的抢救，患者恢复心跳呼吸，但因脑缺氧成了“植物人”，家属对医院的态度逐渐由千恩万谢变成横眉冷对。

【分析】 如果我们在抢救间隙多次向家属交待患者病情变化，说明疾病严重性，以及救治后预后的问题，这样更容易获得他们的理解，对患者的治疗方案做出更为理智的自主选择。

【建议】

1. 需要急诊医务人员在忙碌的工作中要掌握高效沟通的技能，而此技能是需要学习和训练才能很好掌握，应定期进行培训和模拟训练。

2. 在急救过程中要对疾病的严重性以及预后交待清楚，充分尊重患方对采取的救治措施的自主选择权。

（二）重视急救伦理理论体系的建设和完善

医院内，有时因为老年急性期患者病情严重或存在多种疾病而进行推诿，滞留于急诊。最佳的模式是成立多学科老年团队，以避免传统分科带来的救治时效性差等问题。只有加强多学科老年团队建设，完善团队运作流程，才能建立起老年急性期生命救治的真正绿色通道。对急性期老年患者，除了进行危重症评估外，还须同时对老年人行老年综合评估，优化急重症绿色通道流程，以尽快稳定生命体征，减少医疗资源的浪费，寻求进一步的医疗援助，使急性期的老年人得到最有利的救治。医院外，普及急救医学知识是急救体系伦理的要求，红十字会、急救医学科及其他力量应加大急救医学知识的普及力度，动员广大社会力量参与急救，以更好地衔接院前和院内急救，保障生命急救链的完整。

【案例】 某市25公里越野徒步大赛刚一开始，一名55岁男性参赛选手突发摔倒，心跳测不到，没有自主呼吸，赛事救援医务人员很快对其进行了现场急救，行心肺复苏、气管插管，并以最快的速度将其送至某医院急诊科。急诊科早已开通急救绿色通道，患者一进入抢救室，医护人员马上进行抢救，30分钟后患者恢复心跳和呼吸。

【分析】

1. 发现病人出现生命危险后，急救得力。

2. 整个抢救过程中始终有急救人员的参与。

3. 完整的生命急救链，及时挽救了患者的生命。

【建议】

1. 加强急救体系建设和完善，保障生命急救链的完整。

2. 要充分体现急救医学伦理原则，生命权高于一切权利。

（三）提高急救医务人员自身素质

提高急诊医务人员道德素养，构建急诊科和谐医患关系。急诊科疾病的不可预见性和突发性，会对医患心理产生消极影响，加之医疗费用上涨、部分平诊病人来急诊科就医占据急诊医疗资源、医患沟通不到位、部分医务人员法律意识淡薄以及急诊服务体系不健全等，容易引发医患矛盾。因此，全社会应营造医患和谐的社会环境，医院要加强医护人员法制教育和职业道德教育，医务人员要保持心理健康，转变工作作风，重视并学习医患沟通技巧，促进医患关系和谐发展。

提高自身素质还包括规范急救医务人员的伦理学行为，行为规范的伦理学涉及的是判断是非的标准，它关注的问题是“我应当做什么?”，是在以做对患者最有利的事为目标的前提下试图通过适用于特定临床情况的原则来回答“应当做什么”的问题。

（四）加强普通群众和医务人员急救知识理论的宣传教育

据了解，由于急救知识的普遍缺乏，我国民众在遇到灾害和突发事件时，往往自救和互救能力低下，这也造成了很多完全能够避免的人身伤亡。我国近年急救知识普及有了较大的发展，但仍存在问题，其主要问题是，公众对急救知识的重要性认识不够，急救意识有待提高；缺乏完善的急救普及培训体系；培训内容及方式有待更新；培训结果不如人意。应针对这些问题提出对策，以提高公众的急救意识。公众急救知识的普及情况的好坏对降低突发事件和灾难发生时的伤残率，提高生存质量起到重要作用。

急救知识的普及能使公众得到及时、有效的现场自救和互救，为患者赢得宝贵的抢救时机，提高抢救成功率。因此，提高公众的急救普及意识，加大急救知识的宣传力度，加强急救培训，有助于提高我国第一目击者的抢救成功率，降低死亡率，减少不必要的损失。

二、院前急救过程中的伦理问题分析及应用

院前急救医患关系是卫生系统构建和谐卫生的窗口，随着市场经济的发展，医患关系越来越复杂了，医患之间的利益关系突出。现场急救是指急救人员在病人发病或受伤的现场对其实施医疗干预的过程。急救现场的情况往往比较复杂，如大型车祸、自杀、犯罪现场等，常涉及相关的法律和社会伦理道德问题。

（一）院外死亡或不明原因死亡的伦理问题

院外死亡（dead on arrival，DOA）是指院前急救医生出诊到现场时发现患者已经死亡或濒临死亡经抢救无效或转送途中的死亡。因为死亡原因极其复杂，如严重的疾病、交通事故及工矿事故、自杀、他杀等意外，它涉及相关法律法规和伦理的问题。在大多数情况下，院外死亡的判定比较容易，但是如果病人处于奄奄一息状态，或虽然急救人员认为病人已死，但由于某些因素要求对病人采取复苏措施的话，情况可能会变得复杂。因此院前急救人员应高度重视，首先，救死扶伤是医务工作者神圣的天职，对待患者应尽百分之百的努力；其次，应自觉遵守相关法规，避免发生不必要的纠纷；第三，提高对犯罪现场的认识，不让罪犯逃脱法律的惩罚。

在美国，如果急救人员确认病人已经死亡，就不要对其做任何操作，包括开放静脉通道和采取血液标本。如果经过抢救无效死亡，则各种置入病人身体的器具（如气管导管、静脉针头等）应保留，即刻通知警察和法医人员，同时保护现场，待警方到场后才可离开。美国法律规定，对于突然死亡和原因不明死亡的尸体均要进行病理检查而无需家属同意。

我国虽无明确的相关规定，但通常的做法是，现场经过急救人员抢救无效死亡的病人，由医院开具死亡证明；而对未采取任何措施的 DOA 病人，则呼叫警察到场，由公安部门证实其死亡。这种做法可能存在的问题是，如果病人的死亡与犯罪行为有关，可能让罪犯逍遥法外。例如，罪犯下毒后，呼叫急救人员到场施以急救，并提供病人自杀的假证。急救人员如果只从专业的角度救治病人，而没有让警方介入的话，可能会掩盖谋杀案的真相。

院外死亡或不明原因死亡的患者，如死者无陪同人员或陪同人员不提出质疑，很少进行尸检，也较少有警方干预非正常死亡。为明确死因，提高诊断正确率，也为减少犯罪，需细化院外死亡或不明原因死亡的法律，并加大全民宣传力度。医务人员要如实描述所见，不得臆想或伪造医学文书及有关资料，有可疑非正常死亡时，要及时通知警察，可能的话，对院外死亡患者留取影像资料和血样，以免无意义的救治破坏犯罪证据。

（二）不得已的保护性约束或强迫措施

急救时经常会遇到醉酒、吸毒等导致行为失控的患者，为防止意外有必要采取非常规

约束措施以避免患者自身伤害，也可避免其他人受伤害。在实施保护性约束过程中应尊重病人，尽量不采用暴力约束，认真执行约束保护制度，做好相关告知，保障病人及家属的各种相关权利，依法实施保护，避免医疗纠纷的发生。

为保护他人安全，必要时对高度可疑患者可强迫性进行 HIV、HBV 等检验。

（三）现场院前急救患者的知情权和决定权

在现场，病人常处于害怕和恐惧的心理状态。“我会死吗?”“这个病严重吗?”“为什么我会这样?”家属则常感到焦虑，表现为束手无策或惊慌失措。此时，急救人员的到来具有很强的精神安慰和心理支撑作用。所以，急救人员到达后除了立即采取相应的急救措施外，还要顾及病人和家属的心理感受，做出恰当的应答。

现场急救时，由于接触病人时间很短，急救人员只能进行初步评估，不大可能做出准确的判断，知情权可能有局限性，但这并不妨碍与患方的沟通，只要本着实事求是的态度，遵循“尊重病人知情权”的职业操守，加上一定的语言技巧，患方是能够理解和接受的。

一般情况下，急救人员评估病情后，如果认为病情稳定，可以按照病人的意愿转运到相应的医院，但要向其说明转运时间过长可能造成的意外。如果病情不允许，急救人员应耐心和病人及家属沟通，征得同意后而转到就近的医院。我国没有相应的法规和专用的表格，目前采用病人在病历上签字的做法，也可保护双方的权益。

现场患者知情权的另一个问题是，如果家属要求观看抢救的过程，急救人员应该怎样对待？国际复苏指南认为，家属有权利在被复苏者的旁边，除非家属妨碍了急救措施的实施，否则急救人员不要因为家属在场而感到不自在。因为这是他（她）的权利，而且提供了彼此沟通的机会，有助于相互的信任和合作。

（四）无主病人救治问题

无主病人主要指发病时身边无家属或亲友陪伴且无力承担医疗费用，不能正确维护自身权益的病人。无主病人首先是病人，是病人中的一个特殊群体，具有一般病人所拥有的最基本权利，主要包括：医疗权、自主权、知情同意权、隐私权和保密权。

无主病人通常不能正确维护自身权益，因此，最佳做法是选择实施救治转送方案应该遵守的伦理学基本原则，以确保病人利益的最大化。例如，在保障无主病人充分享有自主权的同时，当病人出现病情危重、丧失判断力而拒绝接受治疗或有自伤、伤及他人的行为时，通常救治和转送方案在“110”民警采取适当捆绑等措施后方可实施，这种措施要运用适当，以人为本，实行无伤害原则。既最大限度地维护病人利益又有效保护他人的生命安全。无主病人若无力承担医疗费用，如果当地政府已设立了指定医院，在病情允许的情况下，应尽可能地将无主病人送入当地民政部门指定的专门收治此类病人的医院，以便无主病人后期获得较为充分的医疗救治。

由于无主病人缺少关爱，易形成孤僻性格，对他人存在戒备心。当患者拒绝救治时，医生要充分尊重其自主权和知情同意权。对于自主选择能力丧失且病情危及生命的病人，可寻求警察的协助，可以对病人实施强制治疗以挽救生命。而对于自主选择能力正常的病人，医生应耐心与病人进行亲切友好的沟通，搞清病人拒绝的真实理由，提供对于诊疗措施更充分的解释并帮助其克服接受诊疗措施的困难。否则，应尊重病人的意愿，明确说明不接受现场救治的包括死亡在内的一切严重后果，现场请病人签字确认。这是医务人员遵守医疗卫生法律法规的表现，同时也是避免引起医疗纠纷的重要措施。一部分无主病人经现场救治后病情好转，明确表示愿意承担拒送医院的一切后果（包括死亡）并签字确认后，可请警方协助送入救助站暂时安顿。这既维护了患者的利益，又兼顾了社会公益。

【案例】某院急诊科接收了一位酒精中毒患者，这名患者入院时昏迷，身上无证件，遂以“无名氏”住院，前后抢救花费3万余元。随后，医院虽找到其亲友，但他们并不愿意支付全部医疗费。“无主病人”留下的“死账”，只能由医院内部“消化”，长此以往，医院负担会非常重。

【分析】

1. 尽管医院有救死扶伤的职责，但医院也需要相应的医疗成本，将这些风险全部由医院承担，也有失公平，在社会信用度“不足”的环境下，甚至会让医院不堪重负。

2. 医院为这种“无主病人”背负医疗费用之高，如果算及全国，注定是“天文般”的数字，即便其中有些欠账可以通过法律途径追讨，医院也需要付出巨大的追讨成本。

【建议】解决“无主病人”的医疗费问题，除了政府、社会、医院等多管齐下进行“分摊”之外，更需要从制度上进行“兜底”，需要完善制度，为类似情况提供制度保障，一方面防止有人恶意欠账，另一方面对于有能力偿还却故意拖欠的“老赖”，也应纳入失信黑名单或进行法律制裁。目前我国不少城市和地区已经出台并实施了对此类患者的相应保障措施，可以供尚无此类经验的地区借鉴。

三、院内救治中伦理问题分析及应用

院内救治指病人进入医院以后发生病情加重，甚至出现生命危险的情况下，而进行的医疗行为。这些病人的救治受所在区域的影响，涉及救治因素很多，因此医疗急救在院内也应遵守社会公益第一、患者利益至上的伦理学原则，给予患者及时的救治，院内救治中的伦理问题有以下几个方面。

（一）院内急救设施、急救环境问题

院内急救设施在每个科室都设有，抢救室均备有急救药品、物品，但是在急救实践过程中，有些配备可能始终并未使用，有时又不能满足临床需要。如病人在进行检查或治疗时发生病情恶化，抢救时有可能受急诊救治环境的影响，而不能及时获得相应的急救，且往往来不及与家属沟通，但在施救的过程中要遵循病人利益最大化的伦理原则。

（二）抢救时间与病情解释相冲突的问题

“时间就是生命”。院内急救的病人病情紧急，病人和家属心理焦急，要求医生抢救处置及时。医生由于忙于实施抢救，对解释、通报病情可能不完全到位或不详细具体，与家属沟通不够，一旦病人抢救不成功，家属心理在短时间内不适应，将医务人员在抢救过程中执行的措施误解为为了收取费用而进行的一系列没有必要的抢救措施，家属有时行为激进。但如果急救人员按部就班地进行解释病情、征得家属同意后才实施抢救，这显然是不符合常理，也不符合“生命至上”的伦理道德。

（三）医务人员专业技术与病人的需求相矛盾的问题

随着社会的进步，现代化程度的提高，人们活动范围的扩大，各种意外事故发生率也在逐年攀升，院内急救的需求量在增加。为满足社会需求，医院加大了急救队伍的建设。在急救过程中，对急救医务人员的临床综合思维能力、反应能力和决策能力要求较高，面对复杂的病情，在很短时间内迅速诊断并治疗，会有一定的局限性，而患者及家属对治疗的期望值很高，可能出现一些矛盾和问题。

（四）医务人员自卫性与病人利益最大化相矛盾

医患关系本是一种和睦、融洽、相互理解信任的人际关系，但随着医疗纠纷的增多、举证倒置的出台、“医闹”现象的出现，医务人员渐渐地从觉醒到学会自卫，而在有些自卫过程会加重病人的负担。例如，医生完全从经验、技术做出鉴别诊断，但考虑到如果病人要打官司时会拿不出充分的客观佐证，因此要进行客观的采用仪器设备的检查，而且检查仪器越先进说服力越大但往往费用也越高，因此加重了病人的经济负担。医院要严格规范医疗行为的伦理道德，让医学遵循“医为仁术”的本性；作为病人及家属也要了解医疗的风险性和局限性，给予医务人员理解与配合。

四、脑死亡判定的相关伦理问题分析及应用

人体死亡的判定关系到人的生死，随着社会的发展和医学的进步，人体死亡的判定标准也在演变，这种演变既是一个科学技术问题，又蕴含着伦理问题。脑死亡标准的提出和实施是一个科学技术问题，而应不应该实施和如何实施就是一个伦理问题（实质伦理和程序伦理），后者即为实施脑死亡的伦理价值和应遵循的伦理原则。

1968 年召开的世界第 22 届医学大会上，美国哈佛大学医学院特设委员会提出了把“脑功能不可逆丧失”作为新的死亡标准，即将脑死亡确定为人的死亡标准，并提出判断的四条标准：①出现不可逆转的昏迷，即对外部的刺激和内部需要没有接受性和反应性。②自主的肌肉运动和自主呼吸消失。③诱导反射缺失。④脑电波平直。以上四条标准还要求持续观察 24 小时及反复测试，而且要排除低体温（<32.2℃）或刚服用过巴比妥类药物等中枢神经抑制剂的病例，即可宣布死亡。目前，大多数国家已承认脑死亡的事实，并在哈佛方案的基础上提出了自己国家脑死亡的标准，我国已提出脑死亡的标准的讨论稿，现正在修订之中。

（一）实施脑死亡标准的伦理意义

1. 更科学地判定人的死亡　有些病人，特别是服毒、溺水、触电、冷冻及服用中枢神经抑制剂自杀的假死者，运用呼吸、心跳停止的死亡标准，一般检查方法不易鉴别假死状态。其中，有些病人经抢救得以“死而复生”；也有一些病人被误认为真死而放弃抢救，甚至当成尸体处理，这在古今中外都屡见不鲜。

【案例】 患者，男性，75 岁。因“急性前壁心肌梗死”行急诊抢救。在抢救过程中，因“室性心动过速”心跳停止，抢救 40 分钟后心跳、呼吸仍未恢复，向家属交待病情，停止抢救，遂撤除所有抢救设备，5 分钟后家属发现“死者”出现呼吸，又进行抢救，最终使老者死而复生。

【分析】 案例的“死而复生”，不过是死亡判断上的错误，说明了以呼吸、心跳停止作为死亡判定标准的局限性。因为，脑是人的思维载体，脑死亡后作为人的本质特征的意识和自我意识已经丧失，有意义的生命个体就不复存在了。

【建议】 采用脑死亡的标准，可以避免判定假死者为真死，从而挽救人的生命。

2. 维护死者的尊严　脑死亡的病人意味着进入临床死亡，病人脑死亡后，在人工呼吸

等支持的情况下，心跳可以暂时不停。如果依照呼吸、心跳停止判定为死亡的标准，那么医务人员仍需对脑死亡的病人不遗余力地救治，除非医务人员向家属交待后家属放弃救治者。救治脑死亡病人，除了仪器设备的监护外，还要使用救治的器械和药物，且死者身上插着不同用途的管子，但这些措施都不能使之死而复生，反而有失死者的形象和尊严。如果执行脑死亡的标准，并得到病人生前或其家属的认同，病人一旦达到脑死亡状态，就可以放弃救治，从而维护了死者的形象和尊严，这样更为符合老年医学伦理中的“尊重原则”。

3. *有利于节约卫生资源和减轻家属的负担*　现代人工维持呼吸、循环功能的医学技术，可以使进入脑死亡状态的病人维持呼吸和心跳。但是，这是在维持一个毫无意义的“生命”，并且其代价超过了可以救治病人的数倍。其结果是，一方面浪费了大量的卫生资源，增加了家属的经济和心理负担；另一方面也影响了卫生资源的公正分配。也就是说有些“死人”在无意义地消耗卫生资源，而我国广大农村的农民无力就医门诊和需要住院而不能住院的病人为数众多，显然这是不公正的。如果实施脑死亡的标准，在死者生前或死后家属能接受的情况下，那么当病人进入脑死亡状态，就可以宣布病人临床死亡而不再救治，哪怕是只有部分公众接受，也可以节约不少卫生资源或将卫生资源用于急需的普通患者。这样既有利于社会的公共利益，也有利于死者家属的利益和维护死者的尊严，具有明显的伦理价值。

4. *有利于器官移植*　目前，器官移植遇到的最大难题是器官来源的困难。如果病人有生前意愿或遗嘱自愿死后捐献器官用于器官移植，那么从死者身上摘取器官越早越好，被移植的器官越容易成活。如果按照呼吸、心跳停止作为死亡判定的标准，不但呼吸、心跳停止后还要抢救一段时间，而且宣布死亡后还要躲过死者家属一段悲痛期才能摘取器官，那么由于死者的血液循环停止时间过长而难以保证被移植器官的成活。如果实施脑死亡的标准，当病人已达到脑死亡状态，即可宣布病人临床死亡，此时死者的心脏可能还在跳动，易于摘取活器官而使被移植器官便于成活。尽管脑死亡病人可用于器官移植者有限，但也可以挽救不少等待器官移植的病人。如在英国，一个人捐献的器官和组织，可以帮助30~40个需要进行不同类型移植的病人。

（二）实施脑死亡标准的伦理原则

1. *生命自主原则*　鉴于实施脑死亡有上述的伦理意义和伦理争论，既不能等待所有的公众都理解和接受后实施，但也不能不考虑国情而强制实施。为此，在一段时期内可以采用两种死亡标准的双轨制，以体现生命自主原则，既尊重健康人的生前（living will）或患病达临终时对两种死亡标准的选择以及死后是否愿意捐献器官的意愿，并签署知情同意或知情选择书，同时保证有随时退出的自由。如果健康时没有立下意愿或患病达临终时也未立下遗嘱，并且也没有选择死亡标准和捐赠器官的表示，应尊重其病人家属代表或代理人的选择。如果病人或病人家属代表或代理人选择了呼吸、心跳停止作为判定死亡的标准，那么一旦病人进入脑死亡状态而心跳仍未停止，那么这个原则还应包括此时应如何救治的选择。总之，生命自主是医务人员实施脑死亡应遵循的首要原则。

【案例】患者，男性，78 岁，退休职工。在散步途中突然晕倒而昏迷，迅速送至某医院急诊。经医生检查患者血压 240/110mmHg，深昏迷，口角歪斜，瞳孔对光反应、角膜反射消失，心率 70 次/分，律齐，经 CT 诊断为脑出血。经医生三天抢救，病人仍昏迷不醒，且自主呼吸困难，各种反射几乎消失，面对病人，是否继续抢救？

医护人员和家属有不同看法和意见：

医生 A 说："只要病人有一口气就要尽职尽责，履行人道主义的义务。"医生 B 说："病情这么重，又是高龄，抢救仅是对家属的安慰。"医生 C 说："即使抢救过来，生活也不能自理，对家属和社会都是一个沉重的负担。"

但是，病人长女说："老人苦了大半辈子，好不容易才有几年的好日子，若能抢救成功再过上几年好日子，作儿女的也是个安慰。"表示不惜一切代价地抢救，尽到孝心。儿子说："有希望抢救过来固然很好，如果确实没有希望，也不必不惜一切代价地抢救。"并对医护人员抢救工作是否尽职尽责提出一些疑义。

【分析】

1. 医护人员履行了治病救人的职责，毫不懈怠地为这位高龄患者抢救了三天两夜，分明已尽到了责任。至于病情未见好转反而加重，这表明在现有医疗条件下，病情难以逆转。

2. 1968 年哈佛大学医学院特设委员会提出了脑死亡标准，即病人自主呼吸停止，无感受性和反应性，诱导反射消失，脑电波平坦，进入不可逆转的深度昏迷状态，并在 24 小时内反复测试结果无变化者，就可宣布死亡。这位患者基本符合上述标准。

【建议】医护人员应遵循生命自主原则，如实告诉病人家属，不能进一步改善其生命质量，取得家属知情同意，仅采取支持疗法或撤销救护措施而放弃对病人的抢救，是符合生命伦理学观点，因而也是道德的。但在谈话中应注意沟通的方式，切忌在谈话过程中简单、生硬，应抱着敬重生命的态度。若医护人员向病人家属讲明真实病情、表明态度后，而家属执意坚持继续抢救，医护人员仍应以认真负责的态度对待，因为人们的传统习俗和心理状态不是一朝一夕能改变的。

2. 动机纯正原则　制定和实施脑死亡标准的动机或直接目的是维护人的生命和死亡者

的尊严，实现医学的人道主义。同时，也间接获得了节约卫生资源、减轻家属的经济和心理负担的效果，并且也有利于器官移植的开展。然而，我们不能将间接所获的效果和利于器官移植作为制定和实施脑死亡标准的动机或直接目的。否则，病人和病人家属都会担心尚未真正死亡被判定为脑死亡而放弃救治或摘取器官用于移植，病人家属也会背上不孝的名声而良心不安。因此实施脑死亡标准必须动机纯正，为避免嫌疑，参与器官移植的医生不能参与脑死亡的判定。

3. 严谨和审慎的原则　人的生命是神圣的，死亡的判定关系到每个人的生死界定问题。因此，脑死亡的判定要十分严肃、严谨和审慎，以确保其准确而不至于使有一线希望的患者误失抢救时机。因此，认定能够实施脑死亡标准的医疗单位、医疗科室和判定脑死亡资格的医生，以及判定和实施脑死亡标准的程序等，都要严格遵照卫计委制定并将公布的《脑死亡判定技术规范》《脑死亡判定管理办法》等。未被认定实施脑死亡的医疗单位、医疗科室和不具有判定脑死亡资格的医生不能擅自确诊脑死亡。即使被认定实施脑死亡的医疗单位、医疗科室也不能擅自放宽确诊脑死亡的条件和简化其实施程序，更不能任意篡改确诊脑死亡的条件和实施程序；即使取得脑死亡判定资格的医生，也要严格地遵守规章制度和操作规程，实施脑死亡判定时要有真实完整的原始记录，并不得去未获得许可开展脑死亡判定的医疗机构中进行脑死亡的判定等。否则，就违反了严谨和审慎的原则，甚至违法。另外，在实施脑死亡过程中，如涉及伦理问题，还应提交医院伦理委员会审议。

只有遵循上述的伦理原则，才能使脑死亡得到顺利实施，其接受的公众也会愈来愈多，并且可以预防和减少由实施脑死亡而引发的医疗纠纷。

第五章　老年中期照护的伦理问题

“银发风暴”席卷全球，促进了老年医学的快速发展，老年医学独特的医疗、康复、护理服务体系正在形成，包括适合老年患者特点的治疗技术，以及理念、服务内容和管理模式等，如多学科协作、综合评估和干预、中期照护和长期照护等。中期照护是老年医学重要的服务模式和组成部分。新兴的医学服务模式和内容必然带来新的医学伦理问题，促进伦理学的发展。

本章节详细阐述老年中期照护的基本概念、内容、工作基础等内容，说明了其重要性，详细列举了老年中期照护临床实践过程中可能发生的伦理问题和冲突，涉及医患关系的冲突、医疗政策和医疗保险制度的限制、家庭经济状况的影响等方面，通过临床实际案例进一步阐述老年中期照护过程中可能发生的伦理问题加以分析，并提出建议，希望能给老年中期照护从业人员及家属提供伦理方面的帮助。

第一节　老年中期照护的概述

一、中期照护的概念

中期照护（intermediate care）是近年来形成的一种新型医疗服务概念和模式。2000 年，英国国家病床调查中首次被正式提出，主要是让患者在急性疾病出院之后依然拥有适当的治疗，以恢复其最佳的健康状态，是一种以康复医疗服务为主的过渡性医疗服务。

中期照护的目标：帮助患者更快地从疾病和损伤状态中恢复；提高患者的独立能力使其重返家庭；减少再住院；减轻家庭的护理负担。

中期照护服务的开展填补了传统医疗体系中服务模式的空白，搭建了医院与家庭之间的桥梁，提供了急性住院出院后的解决方案，减轻了急性病医院或科室的床位压力，提高了老年患者的生存质量，降低了因失能住护理院或其他长期照护机构的概率，提高了患者的满意度，国家医疗保险费用亦得到有效控制和合理使用。

各个国家和地区关于中期照护的概念和服务内容不同，但基本内容和目的是一致的。以英格兰卫生部关于中期照护的定义为例：中期照护的目标人群是那些不必要长期占床、滞留急性病医院/科室的住院患者，以多学科综合评估为基础，制定个体化的、以最大限度地恢复独立生活的能力为目标的照护计划，鼓励患者回归家庭；时间限制在6周内，一般不超过1~2周；由于系交叉学科工作，要有合作的综合评估，各自专业的病程记录和共同的工作协议。

二、中期照护的目的

1. *预防不必要地滞留急性住院或因失能提前入住长期护理机构。*老年人群无论是入住急性病医院/科室的数量还是住院天数都明显高于其他人群。在英国实施中期照护管理后，75岁以上老人入住综合医院急症床位占有率下降12%。为了避免不必要的急性病医院/科室长期占床，整合多学科团队是非常必要的。中期照护不是卫生部门独立能完成的，需要社会保障、住房、保险、政府等多部门的通力合作，还需要家庭成员、照护者、邻居和周边的社会组织等多方支持。

2. *减少不必要的急性期住院时间。*医院对老年人来说不是一个安全的场所，延迟出院不仅使医疗费用和医疗资源过度浪费，也不利于老年人的健康恢复，甚至可能导致日常生活能力的进一步减退，进入长期照护机构的概率增加。2001年苏格兰政府统计有2000老年患者至少延迟6周出院，因此，他们制定了出院目标是2013年平均住院日达到28天，2015年平均住院日达到14天，出院后老年患者通过评估进入中期照护机构进行治疗。

3. *促进疾病和功能恢复。*医院对老年人来说是个危险的环境，延长患者住院时间会造成患者功能下降和入住长期照护机构概率增加。为了确保老年患者的潜在功能最大程度的恢复，应当让患者及时转诊到中期照护医疗机构或有条件的家中继续康复和治疗。医疗保险部门应当设立相应的管理服务包，以有利于患者流向的导引和服务内容的实施。但如果急性期住院患者没有通过一定的评估流程进行合理转移，直接导向长期护理机构，这同样可以打击患者的信心，造成康复和疾病恢复的延误。所以，发展中期照护有很高的技术成分，比如：多学科团队、社区评估队伍、康复队伍、医院外展队伍。

三、中期照护的服务对象

1. 各种因急性疾病住院治疗后，病情平稳但功能受损或处于衰弱状态的老年患者。如脑卒中急性期后存在某些功能障碍的老年人；急性细菌性肺炎住院治疗平稳后存在心肺功能下降、卧床不起和营养不良等的老年患者。

2. 各种手术后需要功能恢复和改善的老年患者。如髋关节置换术后的老年患者。

3. 各种急性损伤经治疗后病情平稳的老年人。如跌倒后出现“害怕跌倒”的老年人。

四、中期照护的内容

1. *疾病防控* 老年患者常合并多种慢病，如糖尿病、冠心病、高血压病等，各种慢病靶器官损伤常相互影响、叠加，导致各种器官功能障碍，如糖尿病和高血压病均会导致肾功能损伤，高血压病、冠心病和慢性阻塞性肺病均会导致心功能损伤。因此，中期照护期间各种慢病的控制是重要内容，是一级、二级康复预防的重要手段。老年慢病的防控需要健康宣教、医学、康复、营养和临床药学等多学科共同参与，以预防靶器官受损和功能障碍的发生。

2. *康复治疗* 中期照护是以老年康复治疗为主的新型老年医疗模式，其中康复主要是指身心功能、职业能力、社会生活能力的恢复。人类对康复的认识是不断发展的，1981 年世界卫生组织康复委员会把康复定义为“应用各种有用的措施以减轻残疾的影响，使残疾人重返社会”。现代康复医学的核心思想是全面康复、整体康复，不仅要保全生命，还要最大程度地恢复功能；不仅要提高生活质量，而且使其在生活上尽可能自理，重返家庭和社会。

老年康复既是康复医学的亚专业，又是老年医学的重要组成部分，是一门新兴的跨学科专业。专业内容与脑血管病康复、骨科康复、心脏康复、疼痛康复专业相交叉，同时又要兼顾衰老、慢病及各种老年问题对整个康复过程的影响。如对一个患有脑血管病的老年患者进行康复治疗，入院评估时除康复专科评定外，还要进行合并症、并发症、营养状况、用药情况等多方面评估；在康复训练过程中还应关注血压、血糖、营养状况、传统观念，以及患者和家属意愿、社会支持等问题对康复治疗的影响；在判定预后和决定出院去向时，除考虑功能状况，还应考虑居住环境、家庭状况等。因此，老年康复的工作主体是多学科团队。

3. *并发症的预防和治疗* 进入中期照护的老年患者，由于原发病治疗期间身体消耗明显，常处于衰弱状态，并伴有卧床不起、营养不良、骨质疏松、睡眠障碍、便秘等复杂的临床问题和老年综合征，极易导致原发病复发、合并症失控、并发症发生和功能的进一步下降。在中期照护中并发症的预防和治疗是保证老年患者顺利转出、返回家庭的保障。

五、老年中期照护的康复理念

康复医疗是中期照护的重要手段和组成部分，深刻理解和建立正确的康复理念是十分重要的。

1. *重视老年患者总体功能的改善* 老年人由于衰老、疾病、损伤等因素易导致功能受损，且由于功能储备和代偿能力低下，功能障碍程度更重、范围更广。患者的功能状态直接影响其生活质量和自理程度。因此，在疾病的急性期（或早期）治疗期间就应考虑功能状况，为中期照护期间的康复治疗打好基础。

2. 重视综合的评估和防治干预　老年患者的功能障碍受多方面的影响，如疾病、心理、社会、环境等，而且存在的功能障碍之间也相互影响。国外研究显示，老年疾病和老年综合征单一因素的干预往往不能起效，需要综合预防和治疗措施，而综合全面的评估是其依据和基础。

第二节　老年中期照护的伦理问题分析及应用

一、中期照护伦理问题的产生

从公元前5世纪希波克拉底描述医疗行为中的科学性、技术性和伦理性开始，医学伦理随着社会的进步和科技的发展而发展完善。卫生保健、生物科学的发展，以及人类社会文明程度的提高，使得医疗过程中的道德困境和伦理冲突越来越复杂和多样。

中期照护是随着老龄化的快速发展而产生的一种以康复治疗为主的新型老年医疗服务模式，正处于发展和寻求认同阶段。中期照护医疗服务正面临医学固有的道德冲突，引发对老年康复医学的伦理方面的探讨，如医疗保险制度、老年患者的意愿、社会支持、专业人员的职责和康复目标和计划的制订等。

老年康复领域中的医学伦理冲突有5大因素：①医学理论和技术的进步与传统的观念和理论相冲突。②老年康复昂贵的医疗花费和康复治疗效果的冲突。③公众对医学伦理问题认识的提高。④患者及家属话语权、知情权的要求和医学知识匮乏的冲突。⑤医疗技术的进步和人类寿命的延长，使病后存活而功能障碍的老年人增加，引起急剧增加的老年康复需求和社会应对能力的冲突。

二、老年中期照护中的伦理问题

（一）遵循康复治疗原则与尊重患者和家属意愿的冲突

医学伦理学来源于医疗工作中医患关系的特殊性质，患者求医时一般要依赖医务人员的专业知识和技能，这就给医务人员带来一种特殊的道德义务：把患者的利益放在首位，采取相应的行动使自己值得并保持住患者的信任。尊重原则和自主原则是医学伦理学的基本原则，要求医生尊重患者的意愿、隐私、人格和尊严，尊重患者的自主性，保证患者自己作主，理性地选择诊治方案。

在实际临床工作中，接受中期照护的老年患者刚从急性病科转出，“静养”、“制动”

的传统观念和家属的“过度保护”，以及康复知识的匮乏，使患方不能理性地选择最佳康复治疗方案，甚至不接受或阻碍医生制订的方案的实施。作为医生，是应该强行对患者实施最佳的康复治疗，还是尊重患者和家属的意愿放弃积极治疗方法，给予保守的、患者能接受的康复治疗手段，而后者常不能最大程度的提高患者的功能。尊重患者的自主权绝不意味着放弃或减轻医生的道德责任，绝不意味着完全听命于患者的任何要求和意愿，医生应正确使用医疗干预权，处理好患方自主和医方做主之间的关系，对患者和家属进行耐心细致的解释，最大程度地争取患者及家属的支持，赢得患方的信任。

（二）家庭经济和医疗保险政策与公平公正原则的冲突

孙思邈《千金要方·大医精诚》中主张“大医精诚”“志存救济”，但社会发展使传统的一对一的医患关系变成公共的社会关系，医学伦理中公平公正原则系指社会上的每一个人都具有平等合理享受、公平分配卫生资源的权利。在医疗实践中，公正不仅指形式上的公正，更强调公正的内容。但在卫生资源分配上，“公平、公正”原则不得不与每个人的经济状况、能力和对社会的贡献，以及社会医疗保险政策发生冲突。中期照护在其发展过程中不可避免地会面临上述冲突，这就需要临床医生合理使用患者的医疗资源，尽可能地使所有患者得到最大的利益。

（三）康复治疗过程中可能出现的意外损伤与不伤害原则的冲突

不伤害原则是医务工作者应遵循的基本原则。一般地说，凡是医疗上必需的，属于医疗的适应证，所实施的诊治手段是符合不伤害原则的。但不伤害原则也不是绝对的，因为很多中期照护中的康复治疗方法即使符合适应证，也可能给患者带来生理上或心理上的伤害。如在运动治疗过程中可能导致老年骨质疏松患者的骨折、跌倒意外等。医疗伤害包括有意伤害和无意伤害、可知伤害和不可知伤害、可控伤害和不可控伤害、责任伤害和无责任伤害。这就要求中期照护的医生和治疗师应认真对患者进行全面的评估，详细制订实施方案，预见可能出现的风险，充分与患者和家属沟通。中期照护机构和科室应建立应急预案，把可能出现的意外伤害控制在最低程度。患者和家属也应该充分了解中期照护过程中可能出现的意外情况，在享受中期照护医疗服务带来的好处的同时也应承担可能出现的风险。医患双方应携手面对和抵御可能存在的风险，建立良好的医患关系。

（四）传统观念、经济状况、医疗保险制度与有利原则的冲突

有利原则是指医务人员的诊治行为以保护患者的利益、促进患者健康、增进其幸福为目的。中期照护是新型的医疗服务模式，其中占主导地位的康复治疗同样包含许多新型的

技术和理念，难免与既往的治疗常规和传统的观念相冲突。如骨科常规处理骨折术后应制动，传统观念认为骨折后“伤筋动骨一百天”，而现代康复理论认为骨折后尽早进行康复治疗，有利于骨折愈合，减少并发症。另外，我国目前绝大多数省市和地区中期照护中的康复治疗仅部分或有限制性地纳入医疗保险范围，不能满足需求，当医务人员合乎科学的选择与患者的自主决定不一致，相当一部分原因与患者的经济状况和观念有关。因此，广泛的健康科普教育和相关医疗保险制度的完善是解决该项冲突的关键。

（五）中期照护单位中的人际间冲突

1. *工作人员之间的人际关系*　从某种意义上说，伦理学研究的是人与人之间的关系问题，任何职业领域中，良好的人际关系至关重要。老年中期照护的特点和工作基础是多学科协作，采取综合评估和治疗方案，在这种以患者为中心的背景下，任何一个专业人员离开了其他专业的协作都不可能顺利开展工作。医务工作者之间良好的人际关系是提高中期照护医疗服务质量的基础，是维持科室和机构良性发展的基础，不仅有利于个人事业的发展，也有利于患者的恢复和健康。

2. *医患关系*　医患关系是一种特殊的人际关系，广义的医患关系是以医护人员为主体的群体和以患者为中心的群体之间的医疗供求关系。我国目前紧张的医患关系的原因是复杂的，在考虑医方和患方“主观”因素的同时，不能忽视“客观”因素的作用，理性地分析各因素之间的关系和在医患关系中的作用，对建立良好的医患关系至关重要。

老年医学临床工作中除了医患关系，还夹杂着护工与患者和家属、护工和医护人员等之间的关系，护工群体常缺乏伦理教育，伦理问题较多，如老年虐待、护理不当导致的伤害等。

三、老年中期照护中的伦理问题分析及应用

应用伦理学是将伦理学的基本原则应用于社会生活规律的科学，是对社会生活各领域进行道德审视的科学。应用性和学科交叉性是应用伦理学的基本特征。医学伦理学的基本原则是尊重自主、切勿伤害、医疗行善、公平正义，伦理理论应用是随着时代的变迁和人类认识的不断变化而变化。中期照护是科技发展和全球老龄化的产物，是一种新型的老年服务模式，在临床实践中应用伦理的基本原则不可避免地受老年特性和我国传统文化的影响，产生一些独特的应用原则。

（一）选择性的尊重和自主

老年人中许多存在认知功能障碍，没有自主选择的能力，有些即使有自主能力，在面对医疗方案的选择时，仍不能忽略子女或家属的意见，他/她们常常是决策者。因此，老年

医学临床实践中，与患者家属的沟通、交流、解释工作尤为重要，尤其是多个子女的患者，由谁最终决策和选择治疗方案处理不当常引发纠纷和法律问题，这样的案例屡见不鲜。我们在呼唤法律界定更细化的同时针对患者的实际情况和家庭状况进行操作，一切从利于患者的角度出发妥善处理实际问题。

【案例】患者，女性，78 岁。跌倒后导致右侧股骨粗隆间骨折，轻度认知功能减退，在某医院骨科住院保守治疗 6 个月，骨折部位畸形愈合的同时卧床不起半年，活动能力丧失，生活部分不能自理。出院后家属将其送到某院康复医学科进行康复治疗。在进行康复治疗的过程中，患者坚持认为“我已到了不活动的年龄”而拒绝运动治疗。医生与家属充分沟通并得到家属的同意后，在保证安全的情况下，对该患者强制性地实施了运动治疗，使患者摆脱了卧床状态，可乘坐轮椅外出。

【分析】

1. 老年人受多种因素影响常形成一些固化的理念和生活方式，如特殊的生活经历和环境等。在我国，许多人认为老年人随着年龄的增长需要“静养”“少动”，因此，许多老年人，尤其是患病老年人常排斥和拒绝以主动运动为主的康复治疗，更愿意接受理疗和按摩等被动的康复治疗手段。现代康复理论主张以主动训练为主，被动治疗为辅，单纯的被动治疗的效果有限。

2. 从尊重患者意愿的角度出发，在该案例中如果医生充分尊重患者的意愿，不对患者采取积极主动的康复治疗手段，而采取患者能接受的被动为主的康复治疗手段，因为不是最佳治疗方案，康复治疗效果会受到严重影响。另外，许多老年患者存在一定程度的认知功能障碍和精神症状，不具备理性地选择治疗方案的能力，多数情况下，老年患者的治疗方案由配偶或子女来决定。

3. 从医生的角度出发，医生相对于患者和家属来说，掌握着更多的医学知识和临床经验，为患者提供最佳的治疗方案是医生的职责和医学伦理的基本原则，本案中患者拒绝最佳的方案，而选择自己喜欢的治疗方法。

【建议】

1. 虽然医生尊重患者的意愿和自主权，但是并不意味就不履行医生的职业道德，为患者提供最好的医疗服务是医生的职责。本案例中医生应与患者和家属充分沟通，详细解释不同治疗方法的作用和产生的效果，为患者和家属选择最佳的治疗方案提供帮助。

2. 老年患者的治疗方案常由配偶和子女帮助选择，尤其是认知功能障碍和精神症状的患者。本案中患者存在轻度认知功能障碍，如一味地尊重患者个人的意愿，不仅达不到最佳的康复效果，而且可能会产生更多的并发症，影响患者的功能和生活质量。

3. 当面对老年患者时，医生应与患者家属充分沟通，在家属的同意和支持下进行治疗。本案中，医生虽对患者采取了“强制”治疗，但其本意是从患者的健康考虑，并遵循职业道德，而且争得了患者家属的同意，最后取得了良好的效果。

（二）及时充分地告知

老年患者的特殊性使其在康复治疗的过程中不良事件的发生率明显增加。国外研究报道，康复病房和康复中心是意外事件的高发场所，如跌倒、坠床、骨折等。因此，医护人员对患者及家属的充分告知是非常必要和重要的，而且在病情出现变化和发生意外后要及时客观地交待病情，并把存在的危险因素和可能出现的意外情况和损伤向家属详细分析，取得家属和患者的理解和配合，避免不必要的纠纷。

【案例】患者，女性，75岁。患有脑梗死（右侧偏瘫，运动型失语）、高血压病、重度骨质疏松，住院接受康复治疗。治疗前患者家属自愿签署了“康复治疗知情同意书”，其中详细说明了“患者因高龄、存在偏瘫和失语，合并重度骨质疏松，在运动训练时可能会出现骨折等意外情况”。某日，该患者在做肢体训练时，支撑不稳，右足扭伤，局部出现红肿热痛表现，即刻行右足X线检查，报告无骨折迹象，告知家属，调整治疗方案，并请骨科会诊。骨科医师认为存在轻微的骨裂，但不影响康复治疗。会诊结果主管医师未向家属告知，直至出院时，才向家属说明。家属要求适当赔偿。

【分析】

1. “知情同意权”是患者和家属的基本权利，运动疗法是重要的康复治疗方法之一，运动疗法实施的同时也会导致不同程度的损伤和意外。作为医生，为患者提供最佳的治疗方案时，应对患者详细、客观地讲解治疗方案的特点、作用，以及可能存在的风险，为患者选择治疗方法提供信息。

2. 作为患者和家属应对医生提供的治疗方案进行充分的理解，不但注重治疗作用，也应详细了解可能存在的风险，才能更好地选择治疗方案。另外，患者和家属在享受良好的治疗带来的利益的同时，也应承担可能出现的风险。

3. 该案例中主治医生在实施治疗前对可能出现“骨折”进行了充分的告知，但在治疗过程中发生了“骨折”后却没有及时告知和沟通，虽然积极采取了进一步的治疗措施，降低了风险，但是由于告知延迟导致家属不满。

【建议】

1. 在我国目前医患关系紧张的环境下，医患双方作为医患关系中的主体，相互尊重和理解是避免医患矛盾的基础。

2. 知情同意是患方的基本权利，充分告知是医方的义务，尤其是在医疗过程中出现意外时，及时告知和解释更为必要，及时告知可以消除患方的不满情绪和猜忌。

（三）政府和社会参与的公平公正

老年疾病的防控、治疗、康复、护理多是长期的甚至是终身的，需要大量的人力和财力的支撑，中期照护只是老年康复过程中的一个阶段，在我国明确针对此阶段的医保政策缺乏。因此，针对老年人中期照护阶段的公平公正的实现还需要更多的医保政策和法律法规的支持，需要社会更多地参与。

【案例】 某中期照护科室同时收治了两个年龄、病情相当的脑卒中急性期后患者 A 和 B，患者 A 有当地医疗保险，中期照护中康复治疗报销比例较高，且家庭经济和支持状况良好；患者 B 是异地医疗保险，康复治疗费用个人负担比例高，且家庭经济较拮据。康复医师制订了相似的康复治疗计划，结果：患者 A 完成了规范的中期照护治疗，功能得到了明显改善，而患者 B 因经济问题提前终止了中期照护治疗，功能改善不明显。

【分析】

1. 公平原则是医学伦理的基本原则，作为医务工作者应公平公正地对待每位患者，不论贫富，不论贵贱均应提供最好的治疗方案，保证患者的最大利益。

2. 地区发展的不均衡，同时由于个人对社会的贡献和被社会的认可度不同等因素，导致地域差异、行业差异、收入和待遇差异等一系列的差异存在。我国目前的医疗保险制度是保证被保险人的基本医疗服务，而且并未实现全民覆盖，不同地区和地域医疗保险制度亦有差异。

3. 社会和医学的发展已将传统的“一对一”的医患关系变成了一种社会关系，传统的生物—医学模式正在向生物—医学—社会模式转变。作为医生，关注对抗疾患的同时还应考虑患者的社会支持情况，如经济状况、家庭关系等，这些因素直接影响医疗行为的进行、治疗方案的选择和治疗效果。

【建议】

1. 对于老年患者，医生应对患者进行全方位的综合评估后，制订综合合理的干预方案，并与患者或家属充分沟通，详细解释各种治疗方法的优缺点及治疗结果，并根据患者的经济承受能力提供最佳治疗方案。

2. 作为医生应公平公正地对待每一名患者，为患者提供最佳的治疗方案，同时也应充分尊重患者和家属的意愿，由家属和患者进行选择。

【案例】患者，女性，81岁。跌倒导致左侧股骨粗隆间骨折，骨科手术（切开复位内固定）后转到康复科进行中期照护治疗。既往有骨质疏松病史。因患者高龄、体弱，合并骨质疏松，所以，康复治疗进程较慢，在当地医疗保险规定的康复治疗范围（术后3个月）内仍乘坐轮椅，左下肢轻微负重，左髋部仍有疼痛。当地医疗保险制度规定骨科疾病康复治疗报销时间是发病后3个月内。该患者经过术后3个月的康复治疗虽未达到良好的效果，日常生活部分自理，步行能力差，但仍有康复治疗价值。此时，患者的康复治疗应如何进行？让患者出院，还是自费进行继续的康复治疗？

【分析】

1. 医学的发展不可避免地受社会和经济发展的制约，医疗保险制度是社会进步的体现。在我国，医疗保险制度起步较晚，精细化管理程度不高，区域经济发展不均衡，不同地区和阶层医疗保险范围存在差异。

2. 老龄化进程的加快，老年人口比例快速增长，老年人群的特点和康复特点在医疗保险制度中体现得不充分，没有专门针对老年人进行附加说明。

3. 不同等级的医疗机构医疗资源不平衡，二级以下医疗机构康复资源匮乏，不能很好地承担中期照护后续的康复治疗工作。三级转诊制度不完善，缺乏康复分级管理标准和制度，导致转诊不畅。

【建议】

1. 呼吁政府加快医疗保险制度建设，尤其是针对老年患者的特殊需求扩大覆盖面，加强老年康复医疗的三级转诊制度，疏通转诊渠道，合理使用医疗资源，减少浪费。

2. 在目前的医疗体制下，医生既应尊重患者和家属的意愿，又要依据医保政策，在不违背政策的基础上尽可能地为患者提供最好的康复医疗服务，超基本医疗保险范围的治疗应尊重患者和家属的选择，但应向患者和家属做好解释工作。

（四）泛化的行善教育

在老年人医疗、康复和护理过程中，不仅需要常规的医护人员，还需要护工/陪护者、社会工作者等的参与。因此，传统意义上的医务人员的伦理教育，道德修养的培养在老年医学中势必要泛化，普及到医疗过程的全部参与者，以避免针对老年患者的“虐待”行为，切实保障老年人的利益。

【案例】 某老年女性，患脑梗死导致左侧偏瘫，不能自行进食，生活不能自理，神经内科治疗病情平稳后转到中期照护科室（康复科）住院进行康复治疗。家人通过护工公司聘请了1名女性护工，在住院期间负责患者的生活、起居和转移等照料工作。治疗期间，主治医师每日查访，护工表述患者饮食良好，食欲好，进食量正常，但患者逐渐消瘦，营养状况渐差。通过询问同房患者，才知每日患者只能吃到几口饭菜，其余均被护工吃掉。

【分析】

1. 传统的医疗行为中的医患关系在老年医学中更加复杂和多层次化，除了医务人员和患者及家属的关系，还有护工和患者及家属的关系。在医院，护工是护士工作的补充和辅助，老年患者的护工危险性相对较高，需要一定的专业技能和知识，应进行相关的专业培训、管理，包括职业道德的培训。在我国，目前缺乏护工的职业培训、准入标准和管理办法，护工群体普遍知识层次较低，甚至许多是文盲。

2. 护工用工制度不健全，护工的工资待遇、地位和受尊重程度均较低，许多医院老年患者的一对一的护工是24小时工作，没有合理的工作和休息安排，合法权益没有保证。另外，护工公司管理不佳，护工在照料过程中一旦出现患者的伤害，护工本人常逃之夭夭，逃避责任。

3. 老年虐待是老年医疗机构和家庭中时常发生的不良事件，尤其是在功能障碍的老年患者照料中更是常见。尊老代表了社会文明程度和进步程度，是我国“孝文化”的具体体现，也是老年医学从业人员应遵循的基本职业道德。

【建议】

1. 为应对老龄化的冲击，呼吁各级政府部门制定护工公司的准入、考核和管理制度，制定护工的行业标准，培训、继续教育和考核制度。

2. 护工公司和医院应加强对护工的监管，进行职业道德和伦理培训。尊重护工的劳动，合理合法地安排护工的工作和休息，为其提供合理的报酬，同时，建立护工风险赔偿机制和制度，使权益受损的老年患者和家属得到赔偿。

第六章　老年长期照护的伦理问题

随着我国进入老龄化社会，老年人口占总人口比例急剧增加，预测显示易受疾病危害的老年人群数量在未来20年内将从4亿人增长到6亿人，这意味着卫生和社会服务需求在未来一段时间内将快速增长，老年人的长期照护问题也随之大增。在长期照护过程中难免出现照护者与被照护者的矛盾，许多照护活动难免产生侵害，如侵犯隐私权、虐待与忽视、非自愿性入住机构、人际关系被剥夺等问题。本章就长期照护及长期照护中的伦理问题进行阐述。

第一节　长期照护概述

一、长期照护的概述

（一）长期照护的医学背景

长期照护的概念起源于西方发达国家，且有多种解释。在美国 Rene Hancock Group 的长期照护保险的词汇表中是这样解释的：长期照护是提供给体力上和精神上不能独立照护自身的人们以广泛的医疗和非医疗服务。我国医学界倾向于将长期照护定义为：为失能或失智者提供不同程度的健康护理、个人照料和社会服务，使其尽可能独立、自主，具有自尊和享受有品质的生活。

长期照护的服务对象是具有慢性病和残障的患者，老年人占此类人中的绝大多数。长期照护的目标是满足那些患有各种疾患或身体残疾的人对保健和日常生活的需求，其内容包括从饮食起居照料到急诊或康复治疗等一系列正规和长期的服务。长期照护的时限暂无统一标准，是相对于临时照护、短期照护和中期照护而言的。有专家认为一个较为合理的长期照护应为6个月以上。

（二）长期照护定义

目前长期照护经典的定义是“在持续的一段时期内给丧失活动能力或从未有过某种程度活动能力的人提供的一系列健康护理、个人照料和社会服务项目”。这个定义清楚地表明，长期照护主要是为了提高生活质量而不是解决特定的医疗问题，用于满足基本需求而非特殊需求。长期照护的对象是慢性病患者和残障人群。现阶段我国长期照护一般是指为失能人群提供生活照料、康复护理、精神慰藉、社会交往和临终关怀等综合性、专业化的服务。

（三）长期照护不等于照料

“照料”一词略偏日常生活化，而“护理”一词又略偏医学专业化。事实上，在长期照护服务的体系或网络中，形式多样，既包括提供的专业护理，也包括家庭、社区提供的多种形式的照料和护理，因此“照护”似乎更加全面一些。同时，由于在我们的文化中，我们常常是说“照料老年人”，大众对“照料”一词，在思维的惯性中会对其赋予一定的家庭事务的色彩。而“照护”是一种制度性安排，与我们以往所说的家庭照料有着质的区别。①照护≠照料，它强调需要专业的护理技术的介入。②长期照护≠长期+照护，长期照护体系不同于以往中国社会通过文化、孝道、家庭、血缘承建起的家庭照料，而是一个在特定的经济、政治、文化、和社会背景下，由不同的社会部门所构成的一种制度性安排。这里千万不要把“体系”理解成“机构”，因为提到长期照护，绝不仅仅是提供专业照护服务的机构，而是一个整合的体系。这个系统同时也受制于老年人养老保障体系、医疗卫生体系等社会系统。

（四）长期照护的构成要素

1. *相关社会政策与法律法规*　社会政策与法规是指国家和社会运用行政和立法的手段，遵循一定的程序，动员、利用、分配与再分配各种社会资源，以解决社会问题，保障人民基本权益，实现社会公平的过程。老年人长期照护作为老年人的特殊需要和老年人家庭面临的重要问题之一，毋庸置疑应当纳入社会政策的视野之中。

2. *准入机制*　作为提供长期照护这样一种服务的体系，自然需要一种机制来确认其所应当覆盖的服务对象，即老年人长期照护体系的准入机制。这种机制从本质上讲是对有限的照护资源的合理配置，即让需要长期照护的人尽可能地纳入到照护体系中来。而其理想状态是资源的最优配置，即让需要照护的人得到其应当得到的级别或者程度的照护，这样既保障了老年人获得照护的权利，又避免了有限资源的浪费。

3. 长期照护体系的构成要素还包括机构设施、专业人员、质量控制体系、资金及支付体系、健康信息系统等。

（五）长期照护的形式

为满足老年人和失能者的需求而提供的照护和支持可以是形式多样的。照护提供的来源可以是正式的，也可以是非正式的。非正式照护指的是由家庭成员、家属、朋友和邻居提供的照护。正式照护则通常是指由公共、志愿和商业性组织提供的服务。在现实运用中，正式和非正式照护的界限既不清晰也不固定，二者之间存在合作、冲突和不断协调的广阔空间。福利政策的变动会影响二者界定范围的变化，因此，在政策制定和制度安排过程中既需要对二者进行区分，又不能局限于公私领域的简单划分，必须寻求能够平衡不同部门利益的方法和标准。实际上，在全球化生产和消费的背景下，许多老龄化社会的政府在追求社会和经济目标之间的平衡时，也在重新调整正式和非正式照护服务的制度安排。在这个意义上长期照护服务的政策安排反映了国家和公民的关系，涉及个人的社会服务，充当了社会中公共领域和私人领域之间的平衡调节器，从而有力地促进了社会的和谐发展。

二、长期照护的内容

长期照护服务体系包括具有专业护理能力的护理院、具有提供多种形式照护和护理的家庭和社区，服务对象绝大多数是老年人，是那些患有慢性病而生活不能自理的残障人员。服务内容包括日常生活照护、医疗护理等；服务目标是满足服务对象的卫生保健和日常生活需求，增强其行动能力。

（一）长期照护服务的特点

1. 正规性和专业性　是长期照护最显著的特点，提供照护的场所多是由专门机构提供，例如医院、护理院等。以家庭为场所的长期照护服务需要有特定机构进行管理，并由经过培训的居家照护服务人员来提供。因为仅依靠传统的非专业照护，如一般家庭照护，已经不能满足使患病或残疾老年人维持正常生活状态的需求。

2. 持续性　长期照护顾名思义就是照护一般要持续很长的时间，甚至是无限期的，包括慢性疾病的康复与管理、生活照护、心理关爱、姑息治疗和临终关怀等，照护时间较长，可以数年甚至直到去世。

3. 协作性　照护组织形式上与常规医疗机构不同。首先，是由专业的老年病医师、康复医师、老年护理人员、老年照护协调与管理者共同组成的团队；其次，需要长期照护的老年人常患有短期内难以治愈的各种疾患或长期处于残疾和失能状况。

4. 连续性 老年人因患病或失能的程度不同而需要不同的照护。例如：一位老年人患病住进了医院，在医院接受手术治疗后还需要康复干预才能逐步恢复健康。若回到家后，有些人恢复得较慢，或者难以完全治愈，在这种情况下，他们可能需要家庭病床服务或住进护理院。

5. 保健和生活照料相结合 长期照护所提供的服务已经超出了传统保健范围，扩展和延伸到了日常生活领域，涉及老年人的饮食起居。其实施程序不同于急性疾病的医疗护理，更注重于综合评估，关注重点是老年人健康缺陷导致的功能障碍对生存能力影响的大小，以明确保持和改善老年人生活质量所应提供的需求及针对需求所能提供的有效与安全的服务。

（二）长期照护的五个目标

为了达到长期照护的目标，就会耗费庞大的人力和巨大的医疗资源。传统意义上，大部分受到长期照护的对象是老年人，而负责照护工作的通常是家庭中的女性。但是随着社会形态的转变、医疗技术的进步和生活方式的改变，需要长期照护的不只是老年人，也包含植物人、艾滋病患者和患先天性疾病的孩童等。

1. 功能最大化 照护者指导和协助老年人，即使在活动受限与功能受损的情况下，也要尽可能使个人在功能上的独立性达到最大化。

2. 坚持康复治疗 对老年人实施康复治疗，使他/她的功能恢复到之前的某个阶段。对于需要得到长期照护的老年人来说，坚持康复治疗会贯穿整个照护的过程中。

3. 尊重生命 生活不能自理的老年人的生命与健康人的生命没有任何本质上的区别，不仅不应该被忽视，而且还应该备受尊重。

4. 提供适宜的环境 根据老年人的需求和特点提供一个清洁、舒适、安全并符合个性需求的环境。

5. 有尊严的死亡 帮助老年人接受死亡，安详、有尊严、无痛苦地走完人生的最后旅程。

（三）长期照护分类

长期照护服务包括家庭健康照护、老年人日托照护、临终关怀照护、护理院照护等，为老年人提供了更为全面和专业的照护。

1. 家庭长期照护 符合我国传统伦理道德的要求，符合我国老年人的养老观念。由家庭赡养老年人不仅是我国传统道德伦理的体现，同时也是我国宪法和《老年人权益保障法》的要求，符合我国传统的“孝道”观念，是我国老年人首选的长期护理模式。然而随着社会经济的发展，我国的家庭规模、结构和功能都在发生变化，核心家庭及“空巢家庭”的出现，人口的流动性增加，条件变化，家庭成员专业知识不足等多种因素，使某些老年人在家庭中无法得到充分和良好的照护。另外，家庭在提供老年人长期照护方面的负担会越来越重，老年人的长期照护迫切需要寻找家庭之外的照护模式。

2. *机构照护*　主要是指老年护理院、疗养院或以及敬老院、老年公寓等，以收住养老为目的，以老年人为主。目前，我国公立老年照护机构规模较小，一床难求，与老龄化社会进程的加速不相适应；设施不足，提供的服务单一，不能满足入住老年人的服务需求；负管理责任的民政卫生、劳动和社会保障部门各自的职责界定不清，导致机构照护存在很多问题，阻碍了机构照护的发展；机构的管理机制导致专业照护人员配置不足，多数在养老机构工作的照护人员文化水平低，没有受过专业的老年照护培训，往往凭经验给予照护，不能满足老年人的科学照护需求，综合素质有待提高；照护老年人的照护人员工作强度大，工资水平低，福利待遇差，社会地位低，队伍稳定性差，这些问题直接影响长期照护的服务质量。

3. *社区照护*　介于家庭照护模式与机构照护模式之间，包括社区的小型服务机构和老年人的居家服务，目前还没有形成全覆盖网络。其照护人员流动性大，缺乏归属感，政府主导的照护机构在资金来源、管理制度及照护人员的专业性上都有待改善。若要充分发挥社区照护的优势，首先应建立一定数量的网点。

当前，长期照护面临的一个重要问题是缺乏训练有素的照护人员，而这对老年人的服务非常关键。建设一支照护专业队伍，不仅是学者们的理论建议，也是现实客观的需求。

（四）从业人员的岗位职责

长期照护人员包括：①直接照护人员：社工、护士、护理员及物理治疗师、营养师等。②间接照护人员：行政、总务、交通、照顾管理者，厨师等。③特殊人员：家庭厨师、皮肤科医师、牙科医师、心理医师等。

1. *知情同意及充分提供咨询的责任*　由于长期照护的全过程直接关系到老年人的今后健康乃至生命，提供医疗服务的照护者居于优势，而老年人处于劣势，通常不敢对照护提出质疑。“知情同意权”的前提是确认医患是一种“特殊”消费关系，对被照护者而言，是权利，对照护者而言，是法定义务。照护人员应主动履行义务，提供多种渠道信息来源，耐心解答被照护者问题。

2. *保持价值中立的责任*　价值中立其实是西方的一种行为方式。当代的西方社会提倡多元文化，认为主流文化不止一种，不同的主流文化都有各自的价值，照护人员不能把自己的价值观强加给患者。

3. *服务到位的责任*　对被照护者的生理、心理、社会等方面的全面照护与关心，既要照护老年人，又要关心老年人的家属，老年人去世后为家属提供居丧照护服务。

4. *促进被照护者自决的责任* 被照护者自决是指长期照护者要尊重被照护者自我选择和自我决定的权利，由被照护者对自己的事做出决定。被照护者自决等社会工作价值原则强调尊重人、相信人、平等待人，是对人文精神的宣传和有效落实。但被照护者自决也有一定的适用范围，这里要强调两个必须的前提：第一，被照护者在有可能、有条件的情况下自决，并具备自决的意志和能力。第二，自决的结果对被照护者绝无危害，并且不会危害他人和社会。

5. *尊重隐私及保密的责任* 维护尊严、保护隐私。

6. *积极协助弱势者的责任* 弱者指的是社会中的被照护者在财富、社会地位上处于不利地位或者无权、无势、无人脉关系的人。老年患者常常存在生理性或心理性弱势，如：年龄大、疾病多、无专人看护、费用负担重等，作为照护者应尽最大努力积极帮助被照护者，满足老年人生活及心理需要。

7. *促进社会公平正义的责任* 建立公平与公正，确保被照护者与健康人一样享有同样服务的权利。依据被照护者的家庭实际情况，用科学的态度、先进的知识和精湛的技术为被照护者实施最佳的医疗和照护干预。照护者对待被照护者应同等对待，其实质是一种平等主义，强调只要是一名被照护者，即应得到相同的社会资源，都应获得相同的社会尊重，作为照护者应公平地分配不足的资源或依需要进行分配。

（五）长期照护对社会产生的影响

首先，中国的养老文化随着长期照护服务的出现发生了变化。越来越多的老年人开始接受到家庭以外的地方寻求照护服务的理念。他们当中的许多人认为，长期照护机构不再是逃避贫困的收容所，而是为晚年生活寻求支持帮助的一种可以选择的模式。一些子女为其父母支付机构的费用并通过定期探访来保持与其父母的频繁联系、沟通情感。事实表明，老年人在长期照护机构里能够得到比在家更好、更专业的照护。

其次，长期照护机构的发展促进了中国的涉老服务向多元化发展。虽然目前家庭照护和社区照护的功能日益减弱，而机构照护尚处在初级发展阶段，但机构数量的增加说明在我们养老体系中一种新型服务模式的合理性。

再次，长期照护机构的发展为一项新型产业开辟了市场并会随之创造更多的就业机会。从某种意义上说，正是这些廉价的劳动力维持着机构的正常运行。另一方面，这些机构也的确为他们提供了职业和收入来源。在中国这样一个充满竞争性的劳动力市场，为那些没有专业技能的人创造就业机会始终是一个政策性问题，养老照护机构的发展为消化这些剩余劳动力做出了相当大的贡献。

最后，长期照护机构的出现已经影响了国家在服务老年人口方面所发挥的作用。长期依赖国家帮助的老年照护服务一直维持在非常低的水平上，而家庭成员则始终肩负着主要责任。长期照护机构的发展是家庭照护老年人能力下降的结果。照护老年人从最初的个人事务变成政府不容忽视的公共事务。政府已经开始对现有机构提供物质帮助，比如，政府正在对寻求长期照护的贫困老年人提供补贴，同时在规范长期照护机构的运作方面也发挥着越来越重要的作用。

中国的长期照护服务，无论是作为一个社会服务体系，还是作为一个产业，其发展还处于起步阶段，存在诸多问题。人们对其未来发展存有困惑也是正常的。在这个过程中，认真学习和借鉴国外经验就显得十分重要。它可以使我们在规划未来的发展中方向更明确，也可以使我们在实践中少走一些弯路，降低发展的代价。

三、长期照护的护理理念

1. *以长者为尊，以服务为荣，理解、尊重老年患者*　老年人阅历深，生活经验丰富，使其形成了自己特定和固有的思维方式和世界观，对不同的观点和看法较难接受；老年人以往在社会、家庭中有地位、受尊敬，因而自尊心较强。老年人入住医院或养老机构后，随着环境、个人社会和家庭角色的改变，面对病房规章制度约束等变化往往使老年人生活习惯上不适应，自尊心受到压抑，容易产生孤独、焦虑、忧郁。因此，老年人对照护人员有较强的警觉性，尤其是对照护人员的表情、态度和行为观察得十分细致和敏感。照护人员要理解老年人的心理，做到举止稳重、称呼得体、言行礼貌、态度诚恳，耐心倾听他们对照护工作的意见和要求，并尽力予以满足，限于条件做不到的要耐心、诚恳地解释；要尊重老年人的人格和生活习惯，使他们产生信任感、安全感和舒适感。

2. *将每一位老年人视为自己的亲人，关心、帮助老年人*　老年人往往体弱而力不从心、缺乏自理能力，但又对自身能力的评价估计过高，常认为某些事情自己能做而拒绝护理人员为其进行生活护理。因此，照护人员要关心、帮助老年人，在维护老年人自尊的前提下主动做好生活照顾，如针对老年人的特点给予富有营养且易于消化的饮食；帮助其洗脸、梳头、更衣、进食；对步履艰难而又无陪伴家属的老年人给予搀扶或用轮椅辅助其检查和室外活动；详细交代服药的方法，必要时用大而清晰的文字进行提醒等，使老年人感到家庭般的亲切和舒适。

3. *提供符合老年人需求的服务，耐心、细致地对待老年人*　老年人对诊断、治疗疑虑较多，对预后更加担心，加之记忆力减弱、说话啰嗦，经常会重复提问同一个问题；有些老年人自控能力差，情绪易受客观因素的影响；有的老年人固执己见，不能很好地配合治疗和护理等。针对上述情况，要求照护人员对老年人要宽容，耐心地倾听，细致地服务，并采取老年人乐意接受的方法进行护理，切忌急躁、厌烦。

4. *病种复杂，应加强病情观察与照护*　由于老年人的生理、病理特点，疾病往往缺乏典型的症状和体征，病情复杂多变且多种疾病共存，这就要求照护人员要细致地观察，经常巡视患者，尤其是在夜班期间更应高度警惕，不放过任何疑点和问题，积极采取治疗和照护措施。对于反应迟钝、听力减退的老年人，容易出现听错、看错、顺口答音的情况，照护人员更要耐心、细致地进行各种治疗和护理前的查对工作，防止差错和事故的发生。

5. 照顾应注重个案化、连续性及社会化，并注重老年患者的心理护理　应根据老年人不同的社会背景、个体需要，给予连续的长期照护，最大限度地满足老年人需要。老年人常患有各种慢性疾病，给身体带来长期的病痛折磨；长期住院或卧床给家人带来的负担会使老年人出现自责、内疚的心理；由于劳动能力丧失、收入减少，医疗费用会成为老年人和家庭极大的经济负担；疾病迁延不愈、疗效不明显的危重老年人，由于身心疲惫、悲观失望，会造成自暴自弃甚至厌世的不良情绪。这些生理、心理、社会问题会使老年人表现为少言寡语、易躁易怒，使人难以接近。照护人员要注重老年人的心理护理，细心观察其情绪的变化，针对患者的具体情况和心理问题帮助老年人消除顾虑，开导和启发老年人，增强老年人的自信心，充分调动积极因素，使老年人和家庭主动配合治疗，防止发生轻生的念头或意外。

第二节　长期照护中的伦理问题

一、长期照护中伦理问题的产生

（一）伦理问题产生的背景

随着我国经济的快速发展，人民生活水平不断提高，人们对生活品质需求也不断提高，被照护者在接受照护的过程中也希望得到科学的、专业的照护，使老年生活具有较高品质。然而家庭形态的改变使小家庭结构居多，加上现代社会的经济压力，年轻人不得不外出工作挣钱以供养家中需要照护的老年人，造成了家人生病却无法照顾，导致社会对照护者需要量增加，人们对照护者的要求也较以往提高，让照护人员不得不在照护之前先做好准备，以免问题发生后无法补救。可是这些照护者大多来自不同家庭，因为成长背景不同，伦理问题的产生便是难以避免的。

社会价值观的改变让伦理问题出现的概率增加。社会价值观是回顾、观察、预见一个社会发展水平的标尺之一，是人们关于好坏、得失、善恶、美丑等价值的立场、看法、态度和选择。老年人的社会价值观不同，表现出的伦理困境不同，照护人员应根据老年人需要给予相应措施，提供最好的办法。

（二）伦理问题产生的原因

1. 照护人员缺乏相关知识　长期以来，我国的老年人照护一直被认为是家庭成员的责任，绝大部分需要照顾的老年人居住在自己家中，由家庭成员负责照护，属于非正规的长期照护服务。照护人员未经过专业人员培训，对老年人心理、生理特点部分了解，对各种风险没有防范意识。因此，无论从老年人自身还是从照护者方面来说，都急需来自医疗、社区等方面的服务机构的支持和帮助，这也增加了对老年照护人员培养的需求。国外长期护理发展的经验表明，对待老年慢性疾病最有效的办法不是治疗，而是预防和康复，老年照护需要根据每个老年人的具体情况进行个案管理，科学设计全程的长期照护服务。

2. *照护费用的社会支持不足*　20 世纪 80 年代中期，美国开展了商业性的长期护理保险业务，采用自愿投保的方式，承保被保险人在任何场所（除医院急病治疗外）因接受各种个人护理服务而发生的护理费用。之后，德国和日本先后于 1993 年和 2000 年颁布《护理保险法》，通过立法的形式将长期护理保险纳入社会保险体系之中。在美国、加拿大、荷兰等国有相关的家庭护理系列法律法规及制度，强调每个人都有权享受适当的医疗保障。加拿大设有专门的家庭照护评估与研究中心，研究以家庭为基础的照护服务。家庭照护服务的费用由多渠道筹集：①政府负责提供，如在英国全民享受免费医疗保健。②由保险金支付。③由社会救济金解决。④家庭承担一部分。目前，我国正处于社会转型期，迅速发展的人口老龄化和未富先老的主要特征决定了长期照护费用的急剧增长，政府与个人的经济负担急剧增加，这就要求我国老年人长期照护服务体系必须建立一个涵盖家庭、社区、社会在内的多支柱的长期照护模式。

3. *照护质量未得到满足*　照护人员的素质决定了家庭养老照护的质量，眼下照护工作还有一个“瘸腿”现象，照护人员几乎为清一色女性，在照护男性老年人与重体力活上不是勉为其难就是无法胜任。且照护者由于照护时间较长，无法劳逸结合，影响照护质量。

4. *赋予老年人的自主性太少*　一般老年人在入住养老机构时有发生不愉快、不满意的经历时，老年人通常采取较多的容忍态度，一方面是受中国传统美德的影响，另一方面是害怕说出会造成机构对其有负面的照顾，老年人的自主性得不到充分发挥。

5. *照护人员严重缺乏*　人口老龄化导致老年人社会服务需求的增长，向现有的社会政策提出了挑战。其中高龄老年人数量的增长必然导致失能人口总量的增加，进而刺激了对长期照护服务的需求。但由于社会经济运行问题，机构因成本原因无法聘请过多的人力，照护人员社会地位往往得不到认可，甚至还有被歧视的现象，社会上愿意并主动从事照护的人员并不多，往往都是为了生存，被动选择此岗位，这些原因都会导致照护人员普遍缺乏。

6. *忽略老年人的人权*　有学者提及，当我们尊重老年人时，应视同他是一位可以做决定的人，应尊重老年人的知情同意权，允许他们做决定。所有作为长期照护人员不仅需要有细腻的心思，入微的观察力，更重要的是对待被照顾老年人如同自己的家人一般，才会让对老年人的照顾品质更为提升，减少机构照护中的伦理问题。

7. 缺乏生命教育　我国对死亡教育极度缺乏，缺乏关于死亡教育的书籍，学校也没有开展关于死亡或者生命教育的课程。在一项对111位丧失亲人的人士调查中发现，逾七成亲属要面对失眠、健康变差等问题，82%家属在亲人去世后常感孤独寂寞，其中1/3的人透露曾有自杀念头。

二、长期照护中常见的伦理问题

（一）多重关系对传统照护观念的冲击

在长期照护中有各种各样的关系存在。例如：就老年人而言，老年人与子女、家庭、社区、养老机构的关系。作为照护者他有可能是保姆、护工、护理员、子女、护士等，同时又是另外一个家庭中的一员，他们也具有各种社会关系。过去讲养儿防老，老人主要依靠家庭照护，但是现在随着国家人口结构的改变，很多子女需要工作维持生活，无暇照护老人。很多老年人只能由保姆、护工、护理员、护士等照护，因而产生很多问题，对传统照护观念也产生了冲击。

（二）隐私权未得到保护

所谓隐私权，是指“自然人享有的对自己的个人秘密和个人私生活进行支配并排除他人干涉的一种人格权”。

隐私权主要包括如下几个方面：

1. 与疾病的诊断和治疗直接相关的被照护者个人信息，如个人生活习惯、既往病史、家族遗传病史、传染病接触史、被照护者身体相关部位甚至敏感部位、生理状态、身体缺陷、体征等。

2. 被照护者的身世和历史秘密，包括出生、血缘关系，如系非婚生子女、养子女、生育史、婚恋史及其他特殊经历。

3. 诊疗过程中形成的疾病资料，如病历、化验结果、检查结果。

4. 确诊后的疾病、治疗史、药物过敏史、治疗方案、治疗情况、康复情况等。

5. 与疾病的诊疗没有直接关系但被照护者必须提供的个人信息，如姓名、年龄、肖像、家庭住址、工作单位、电话号码、邮箱等。

6. 被照护者前往医院就诊本身也属于个人隐私。

当今社会大多数人缺乏对自己隐私权的保护，在诊疗、照护过程中无意识将个人的隐私暴露，有的老年人甚至不知道什么是隐私权，更谈不上保护意识。或者照护者缺乏法律意识，有意或无意将被照护者隐私泄露。

（三）虐待与忽视

老年人是社会人口中的弱势群体。自然衰老、社会变迁过程中的利益关系和分配关系的重新调整等原因，不断使老年人满足自身需求的能力受到限制，而且他们的利益和需求也比较容易被忽视。WHO 对虐待老年人的定义是："在任何理应相互信任的关系中，单次或重复性导致老年人受到伤害或痛苦的行为，或缺乏照顾老年人的适当行为"。虐待老年人也可以是身边人对上年纪的个体所实施的侵害行为。

虐待老年人的形式包括：

1. *身体虐待* 系指造成身体不适的行为，如殴打或粗暴地拖拽老年人等。

2. *性虐待* 系指照护者对老年人实施的从暴力强奸或性攻击到性骚扰等各种未经同意的性接触行为。

3. *感性或心理虐待* 有意通过威胁、恐吓、侮辱等语言或非语言的虐待行为造成老年人精神上和感情上的创伤、痛苦、恐惧。

4. *供养怠慢* 成年子女或其他人因故意或忽略而没有履行好本应承担的照护老年人的义务和供养责任的行为，导致老年人不能获得保持肉体和精神上健康所必需的照护。

5. *经济或物质上的剥削* 非法使用或侵吞老年人的财产和（或）资金；强迫老年人更改遗嘱及法律文件；剥夺老年人使用其个人资金的权力；经济骗局以及诈骗性计划。

6. *其他虐待行为* 除上述行为外，还有一些行为也可以被视为虐待，如拒绝给疼痛的患者应用缓解疼痛的药物等。

（四）非自愿性入住养老机构

某些在养老机构或护理之家的老年人，多半为高龄失能老年人，其中某些人之所以住到机构中不是属于自愿的，往往是由家庭或子女所挑选，多以价格的高低及距离的远近作为选择的标准，对于机构照护方式是否符合需求考虑甚少。

（五）人际关系及尊严被剥夺

人际关系是人们在交往中心理上的直接关系或距离，它反映了个人寻求满足其社会需求的心理状态。老年人入住机构时，一些人需经历整个人际网络以及社会支持系统的剧烈转变。某些养老机构对于访客的人员数量有限制，使老年人保持人际关系的尊严遇到困难。建议养老机构维持通信、电话甚至电脑通讯的自由，同时也应举办户外的游览或参观，避免将老年人隔绝与社会之外。

第三节　长期照护中伦理问题分析及应用

一、常见伦理问题的一般处理方法

（一）尊重个人价值观的选择

为了了解老年人在病前对疾病发生后所期望的处理方法，可采用观念回顾法来了解老年人原有特质的自主性与维持对他的尊重。例如：我想要很好地保持我的能力；我想要避免不必要的疼痛和痛苦；我想依照我的宗教信念和传统观念来处理我的治疗。

（二）委托健康照顾代理人

健康照顾代理人的意思为，被照护者在先前指示中指定了有法定权利的代理人，允许这个法定代理人为被照护者的健康照顾做一切决定，也就是充当一位无法在治疗上做选择的被照护者代言人。代理人有义务维护被照护者的利益，并已了解被照护者的价值观，在末期生活中有优先决定治疗的权利。90%的老年人选择了配偶，64%选择了子女，说明老年人在选择代理人时以配偶为主。

二、长期照护中的伦理问题分析及应用

【案例】患者，男性，80岁。患有冠心病15年、糖尿病16年伴有老年痴呆。神志清楚，生活不能完全自理，大小便失禁。有1子1女，均在国外居住，老年人生活常年由一名保姆照护。保姆给老年人使用简易尿袋，为了方便更换经常暴露下体，老人由此常骂人，要求穿裤子，揪简易尿袋。保姆每天控制老年人饮水量，以减少小便，老年人经常要水喝。保姆除了每天给老年人洗脸，从不给洗澡。由于以上矛盾，两人经常吵架，甚至动用身边的物品大打出手，老年人经常眼含热泪。

【分析】

1. 此案例中，老人的子女存在供养怠慢伦理问题，照护人员对老人有虐待问题。

2. 照护人员未经过专业培训，缺乏相关专业知识，对大小便失禁老年人不能给予正确的照护，对限制老年人饮水带来的后果不能正确认识。

3. 老年人生活不能自理，大小便失禁，完全依赖照护。同时子女未对照护者起到监督

作用，导致被照护过程中对老年人多种伤害问题出现。

4. 照护者在进行照护过程中，未给予老年人理解与尊重。照护者只为自己照护方便而暴露老年人隐私部位，是对老年人的不尊重，侵犯了被照护者的隐私。

【建议】

1. 要致力于培养照护者成为专业化、职业化、行业化、本土化的养老护理人才，呼吁出台相关法律法规。

2. 不断引进和创新长期照护的技术、方法，为从业人员提供方便的设施、设备，使工作简单易行。

3. 定期组织照护人员学习，培训相关知识。加强照护人员照护意识，尊重老年人，保护老年人隐私。

4. 要从改善社会环境与政策入手，促使老年人社会经济地位的不断提升。要达成社会共识，尽快建立护理保险，让高龄、失能老年人安全有保障、生活有质量、晚年有尊严。长期照护机构要成为居家养老和社区养老的有力支撑。

【案例】患者，男性，76 岁。身患多种疾病：双侧脑梗死、冠心病、风湿性关节炎。神志清楚，精神较好，懒言，情绪低落，生活不能自理。老伴 74 岁高龄，有腰腿疼痛，无法照顾之。二老有五个子女，均已成家，两位老人单独居住。两位老人非常希望和子女同住，但是为了不给子女增加负担，最终选择了入住养老机构。养老机构距离子女较远，子女每 2~3 周看望 1 次。该老人退休前是一个部门的主管，退休后由于社会地位的改变，心理落差较大，在养老机构中自觉得不到重视，变得抑郁寡言。护理员虽已给予日常照顾，但老人的心理仍得不到满足。

【分析】

1. 老人缺乏情感上的交流　无人交流会造成孤独感的产生，入住养老机构，希望身边有很多老年人可以互相沟通，这也是老年人选择养老机构的原因之一。

2. 老人的人际关系缺失　退休后生活单调，居住环境和人员的改变，和外界人员无联系等，都使老年人倍感失落，正常人际关系不能得到维持，自感不受人尊重。

【建议】

1. 老年人是否需要入住养老机构，应本着对老年人有利的原则出发，同时考虑到老年人的真实想法，尊重并理解老年人。

2. 子女应进行协商，如果老年人不愿离开家庭进入养老机构可采用其他方法进行解决，如请其他照护人员，或五个子女轮流在家看护等。若入住养老机构也应增加探望次数，不能因为忙于自己的家庭，就忽略了老年人。可以采用电话或视频沟通等方式增加与老年人的联系，定期组织全家活动，满足老人的对家庭的情感需求。

3. 子女应鼓励老年人多和其他老年人保持联系，维持良好的人际关系，合理安排生活，减少心理落差。

【案例】患者，男性，76 岁。患有冠心病 30 年、糖尿病 20 年、慢性阻塞性肺气肿 22 年，老年痴呆，生活不能完全自理，大小便失禁。家属多年照护老人产生厌倦心理，且因对患病老人的照护知识不了解或因疏忽导致患者常因肺部感染、泌尿系感染、压疮而住医院治疗。因患者有老年痴呆症，经常躁动，拔身体上的各种管路，医院给其应用约束带进行约束。起初家属很是不能理解，医生和家属经多次沟通，家属理解后在使用约束带的知情同意书上签字，同意使用约束带。

【分析】

1. 此案例是在长期照护中家属常出现厌倦心理的伦理问题。

2. 患者家属由于缺乏疾病治疗的相关知识，不能保证老人健康安全，导致患者反复住院，增加了医疗费用负担。如果老人多次拔管，重新置管会给老人带来不必要的痛苦，增加了医疗风险及增加医疗费用负担。

【建议】

1. 要坚持被照护者利益至上的人道主义宗旨。不管运用什么原则，这是确保合理而又准确实施具体照护的前提。至于哪个原则最佳，最根本的标准就是被照护者的利益最大化。

2. 坚持照护者的合理处置权。当双方的权利发生矛盾时，为了达到对被照护者尽义务的目的，可以限制被照护者的自主权。如老年人有管路滑脱危险，虽然被照护者拒绝使用约束用具，但医护人员或者照护者还是应和家属多沟通，选用约束带或防拔管手套给予被照护者保护性约束，防止意外事件发生。在这种情况下，照护人员选择有利原则，给予正确的干预措施，是合乎道德的。

3. 建议家属请专业的照护人员照顾患病老人，使患者得到较好的照护，减少疾病的反复发作。从而减轻家属的负担，使家属回归于社会，更有利促进家属和患者的感情。

第七章　临终关怀的伦理问题

随着医学科学的发展和人类文明的进步，临终和死亡问题越来越受到人们的关注和有关学术界的重视。临终关怀指由社会各阶层人员（护士、医生、社会工作者、志愿者以及政府和慈善团体人士等）组成的团队向临终患者及其家属提供的包括生理、心理和社会等方面的一种全面性支持和照料。临终关怀是社会文明发展到一定阶段的必然产物，它并不仅是一个单纯的医学问题，也是一个政治和经济问题。本章就临终关怀定义、内容和临终关怀的伦理原则，做一概括性介绍，并就临终关怀中的案例进行相关的伦理分析，探讨与此相关的伦理原则，为医疗工作者在从事临终关怀实践中提供指导性的意见。

第一节　临终关怀概述

一、临终关怀的概念

临终是指患者处于疾病终末期，治疗无效，日益衰竭，即进入临终阶段。临终过程可能很短，几小时、几天，如各种严重创伤性疾病；也可能几个月，如恶性肿瘤、器官衰竭。我国临终关怀的对象是预计生存期不超过3~6个月的终末期患者。据统计临终关怀患者中60%是癌症晚期患者，因此，癌症晚期患者是临终关怀的主要对象。

临终关怀（Hospice Care或Palliative Care）又称安宁疗护，是一门临床学科，通过早期识别、评估、控制疼痛和减轻其他痛苦症状，包括躯体的、社会心理和宗教的（心灵的）困扰，来预防和缓解身心痛苦，从而改善面临威胁生命疾病的患者和他们的亲人的生命质量。它并非是一种治愈疗法，而是一种专注于患者将要逝世前的几个星期甚至几个月的时间内，为临终患者及其家属提供的全面照护，包括医疗、护理、心理和精神等方面，使临终患者的生命受到尊重、症状得到控制、心理得以安慰、生命质量得到提高，同时也使患者家属的身心健康得到维护。它的目的是使临终患者生理、精神和心理上无痛苦和无遗憾，维护其尊严，使他们能够面对现实，以坦然的方式接受死亡，安宁地度过人生最后旅程。它不以延长患者生存时间为目的，而以提高患者临终阶段的生命质量为宗旨。

舒缓治疗又称姑息治疗，是实现临终关怀的重要手段，是具有人文关怀精神的姑息治疗。姑息治疗不是等死不治，而是更积极地参与晚期疾患的整体治疗，不仅包含传统西医的姑息性手术、姑息性放（化）疗，还包含无创和微创的理化治疗和介入治疗（导管介入化疗、支架治疗、超声引导下射频治疗、内镜下血卟啉激光治疗）以及中医药及生物治疗，更包含躯体康复治疗、心理治疗和营养支持治疗等。

二、临终关怀的内容

当一个患者处于不可逆转的临终状态，针对疾病的“治疗”已经毫无意义，此时的治疗称之为“舒缓治疗”。在临终关怀过程中的一切措施尽管有与一般治疗相同的操作措施，例如为控制疼痛使用的药物，或者为了缓解症状而使用的手术、化疗、放疗等，但是这些都不能归纳于一般“治疗”范畴，只能归于“照护”的范畴，因为它们对疾病去除、功能改善和健康恢复意义有限。所以，对临终患者，我们要着重于舒缓照护，既不拖延死亡，也不缩短患者的生命，而是改善患者的生活质量，以便让患者在剩余的生存期，不管是几天、几个月或几年都能尽可能平静和舒适地生活。

因此，临终关怀是提高临终患者的生命质量以及关注其家属身心健康的服务，其内容主要包括以下三个方面：

1. 身体关怀　通过医护人员及家属的照顾，对症处理，减轻病痛。常见慢性疾病患者临终前的痛苦主要来自肉体和精神两个方面。临终关怀对疼痛的处理原则是，以患者无痛苦为目的，基本不控制镇痛剂的使用。

2. 精神关怀　医生、护理人员及家属应主动倾听患者诉说，减轻患者的恐惧、不安、焦虑、埋怨和牵挂等心理，使其适应并接受死亡是生命正常发展过程这一事实，解除心理压力和痛苦，安然祥和地告别人生。

3. 心灵关怀　美化生活环境，让患者尽可能地舒适。临终作为人生的最后阶段，关怀的目的是实现“优死，安乐”，因而，临终关怀十分注重患者的生活环境，尽可能地为患者提供温暖舒适，整洁干净的环境。

三、临终关怀的理念

现代医学的常规治疗是通过药物、手术和其他方法来治愈疾病同时，为了预防疾病的发生，建立了公共卫生措施，开展疫苗接种、健康体检和健康教育。国内外现阶段建立的绝大多数医疗服务机构都是为了治愈和预防疾病，而临终关怀的理念是“善终”，即为临终患者及家属提供心理上的关怀与安慰，帮助临终者减少和解除躯体上的痛苦，缓解心理上的恐惧，维护尊严，提高生命质量，使逝者平静、安宁、舒适抵达人生的终点。

临终关怀不是追求猛烈的、可能给患者增添痛苦的或无意义的治疗，而是要求医务人员以熟练的业务和良好的服务来控制患者的症状，强调照护，淡化治疗。临终关怀涵盖了所有的生理、心理、社会和精神的需要，一直持续到患者去世，目的是使患者在生命终末期达到最高的生命质量，一般是由多学科的工作人员和志愿者共同完成。

1. *以照护为中心*　对于临终患者来讲，治愈希望已变得十分渺茫，而最需要的是身体舒适、控制疼痛、生活护理和心理支持，因此，其目标由以治疗为主转为以对症处理和护理照顾为主。

2. *维护尊严*　患者尽管处于临终阶段，但个人尊严不应该因生命活力减弱而不维护，个人权利也不可因身体衰竭而被剥夺。只要患者未进入昏迷阶段，仍具有思想和感情，医护人员应维护和支持其个人权利，如保护个人隐私，保持自己的生活方式，参与医疗护理方案的制订、生命支持系统的选择等。

3. *提高临终生存质量*　有些人片面地认为临终就是等待死亡，生活已没有价值，因此变得消沉，对周围的一切失去兴趣，甚至有的医护人员也这样认为，而表现出面孔冷漠，态度、语言生硬，操作粗鲁，不知该如何面对患者。临终关怀则认为，临终也是生活，是一种特殊类型的生活。所以正确认识和尊重患者最后生活的价值，提高其生存质量是对临终患者最有效的服务。

4. *正确认识死亡*　有生便有死，死亡和出生一样是客观世界的自然规律，是不可违背的，是每个人都要经历的事实，能正视死亡才使生显得有意义。死赋予生以意义，死是任何人的最终归宿。所以，我们要珍惜生命、珍惜时间，同时要勇敢面对死亡。

四、临终关怀的尊严死与安乐死

临终关怀倡导的“尊严死”，是根据申请人本人清醒时对于不使用生命支持系统的选择而产生的，被认为是一种更接近自然状态的死亡。它可以通过“生前预嘱”来实现，就是人们在健康或意识清楚时签署一份文件，说明在患不可治愈的伤病末期或临终时是否放弃医疗护理或选择采取何种医疗护理，包括是否使用生命支持系统（如气管切开、人工呼吸机、心脏电击等），以及如何在临终时尽量保持尊严。

临终关怀的“尊严死”和“安乐死”的概念不同，二者有本质的差别。安乐死是指对于那些身患绝症，治愈无望处于难以忍受的极端痛苦之中濒临死亡的患者，应其本人要求，采取一定措施使其死亡或加速死亡。不论是主动安乐死还是被动安乐死，都有加速死亡的倾向。而临终关怀倡导的“尊严死”是为了提高临终患者的生命质量与尊严，给予患者临终阶段及其家属的全程全面的照护，既不延缓死亡也不加速死亡。其目的是尽可能地减少患者的痛苦，让患者安详、有尊严地离世。

第二节 临终关怀的伦理问题

临终关怀作为医学的一门新兴学科，近年来在中国已有较大发展。但是，在有着自己独特文化背景和经济状况的中国发展临终关怀，有着相当大的阻力和较多的障碍。这些发展中所面临问题，较大程度地涉及伦理方面的两难境地，它与中华民族传统文化思想以及医务人员长期以来习惯的道德价值观、医学模式有着较强烈的冲突。

一、临终关怀的伦理问题

（一）传统死亡观与现代死亡观的冲突

中国传统生死观因根植于深厚的传统文化土壤而具有丰富的伦理内涵，是儒家、道家、佛家思想的长期历史沉淀。儒家、道家和佛家各自从不同的角度出发，阐述了对生死问题的见解，人们对生死的看法深受这些思想的影响。重生命、善待死亡、恬淡物欲、崇尚自然、努力实现人生价值等思想，构成了中国传统文化中儒释道生死观的伦理内涵，对现代人反思自己的生存状态、领悟生活的意义和价值、建立健康和谐的生命观和人生观有着重要启示。但囿于人们对死亡的认知水平，有些观念对死亡始终采取否定、蒙蔽的负面态度，甚至不可在言语中有所提及，认为它是不幸和恐惧的象征。

中国人对死亡讳莫如深，使人们无法在日常生活中正确面对死亡，“善待”死亡，面对死亡时较多表现出的是恐惧，而不是坦然。在这种环境里，医生通常不会告诉临终患者的诊断、预后或结局，其家人在知道这些情况后，往往也是对患者编造一些“美丽的谎言”，目的是避免患者产生不必要的心理负担。值得强调的是，有些医护人员因同样受到中国传统文化的深刻影响，亦无正确的死亡观。如何帮助患者走向死亡，让死亡话题在患者、家属、医务人员之间公开化，这种对情感的强烈冲击是人们不得不面对的。

中国自古以来皆强调子女尽心竭力送终为尽“孝道”。例如：有资料表明，晚期癌症患者本人与亲属的求医动机显然不同，亲属的求医动机在很大程度上是出于伦理上的考虑。很多患者家属认为，如不把患者治疗到最后一息，不为患者多花一些钱，社会舆论受不了，自己也问心有愧。若把患者送进临终关怀医院，无异于宣判患者死刑，放弃了治疗，这对患者家属来说无疑是难以接受的。而医护人员往往顺应这种“孝道”，只把病情告诉家属，而对患者则避重就轻，以避免其更多的心理打击，这就造成了患者的求医动机较为主动迫切，使家属更加难以决定放弃积极治疗，接受临终关怀。这种做法不仅给开展临终关怀造成障碍，而且医护人员在无意中还违反了“告诉事实”的伦理原则，损害了患者获得真实信息的权利。

还有一种情况就是有些患者已经无力被挽救过来，可是家属为了尽孝，不顾患者的意愿，不惜一切代价地要求医生护士为患者积极治疗，如长期戴呼吸机、静脉高营养等，还有的是担心别人说三道四，不愿意把已是植物人的亲人送到临终关怀病房。这些无疑都造成了患者的身心痛苦，包括有创操作、不能与家属一起度过最后的时光（限制探视）等，而且使家属经济负担加重、社会医疗资源浪费等。事实上，人们所谓的“孝顺”常常与“不以延长生命为唯一目的，而以减轻临终患者的身心痛苦为宗旨”的治疗原则相悖。

（二）临终关怀的伦理环境亟待成熟

在医疗保健体系里，伦理环境是指整个大环境对某人应该做什么的约束，它反映了周边环境对于某种伦理行为的价值观的理解，它包含了医疗保健提供者在做日常伦理决断时约定俗成的价值观。对于临终关怀，整个医疗保健系统还没有形成一个统一的、积极的伦理大环境，这势必影响本来数量就不多的、从事临终关怀事业人员的士气，削弱了我们发展临终关怀事业的伦理力量，起了一个不良作用。

我国临终关怀事业虽然出现较晚，但发展较快，这是顺应社会经济、文化发展和我国人口老龄化现实需求的。社会支持和重视度是伦理环境的一个重要尺度，发展有利于临终关怀的伦理大环境，仅仅靠医生、护士是远远不够的，它需要整个系统人员，上至领导，下至基层的共同努力，建立明确的价值观和伦理准则必不可少。资料显示，我国临终关怀的伦理环境还存在以下几方面的问题亟待解决：

1. *经济资金来源不足*　国外的临终关怀机构大都能得到慈善捐款和政府的支持，而在我国现有的经济条件下，想从政府资金渠道挪出专项经费来开展临终关怀事业，建立没有盈利的关怀病房是相当困难的。而由临终者家庭负担经费，又会是笔巨大的支出。设在医院内的临终关怀机构要靠医疗的业务收入来维持，这也阻碍了临终关怀事业的发展。

2. *专业机构有限*　我国临终关怀机构并没有如西方国家形成产业化运作模式，缺乏专业独立的临终关怀机构，综合医院的临终关怀病房往往也是重视躯体疾病的治疗，而忽视了病人的舒适护理。

3. *缺乏专业的临终关怀护士*　我国目前的临终关怀护士的培养相对滞后，现阶段从事临终关怀护理的护士均为一般临床护士转型而来，没有接受专门的学习训练，照搬临床治疗方法，与要求的距离甚大，对临终关怀事业发展有所阻碍。

4. *社会支持力薄弱*　国外临终关怀机构多属于福利性质，有社会赞助和志愿者无偿服务。我国临终关怀机构无国家固定投入，社会支持力量无法广泛凝聚。

为了更好地发展有中国特色的临终关怀事业，就需要我们正视这些问题加以解决，逐步探索和完善临终关怀模式，打造优秀的临终关怀队伍，促进这一事业的发展。

二、临终关怀的伦理问题处理方法

临终关怀的目的是提高患者的生命质量，通过消除或减轻病痛，排解心理问题和精神烦恐，让患者内心宁静地面对死亡。在临终关怀的具体实施中，由于现有的医疗体制和人们观念的限制，临终关怀事业面临着一系列的伦理问题。

（一）建立正确的生死观

医务人员怀着一颗热爱生命的天使之心救死扶伤，但并不能说明极力挽救死亡就是尊重生命。我们用先进的呼吸机、心脏起搏器等维持着的生命是否有意义呢？热爱生命是否就意味着拒绝死亡呢？这是我们实实在在面临的伦理彷徨。完整的生命过程应包括死亡过程，这是不容置疑的客观事实。顾海兵先生指出：“在我们的整个科学及教育的体系中，只有生的教育，而没有死的教育；只有优生学而没有优死学；只有计划生育而不计划死亡；只有人生观而没有人死观；只有生的崇高而没有死的光荣。”所以，完整的尊敬生命应包括尊敬死亡，树立正确的死亡观。

人的生命是有限的，是一个有始有终的有限过程。面对现实，接纳死亡，坦然接受死亡的到来。

充实人生价值，无愧死亡到来。每个人应该珍惜有限的人生，努力创造人生价值，在死亡到来之际，临终者就会无怨无悔地迎接死亡。

将生命神圣论、质量论和价值论三者有机统一，生命的价值关键不在量而在于质。

临终关怀是对传统思想的一个强大冲击，它注重临终病人躯体和心理痛苦的解除，不主动为临终患者提供致死手段和方法，不接受某些可能延长生命的医疗措施，这些需要我们彻底更新观念，自觉地进行自我死亡教育。

（二）推荐舒缓治疗

临终关怀不追求过度积极的、可能给患者增添痛苦的或无意义的治疗，但要求医务人员以熟练的业务和良好的服务来控制患者的症状。所以临终关怀更多强调“关注护理而非治疗”的舒缓治疗。

舒缓治疗不是等死不治，而是更积极地参与晚期疾患的整体治疗，它包括以下几个方面的内容：

1. 缓解症状和舒服的治疗，为患者减轻疼痛、乏力、消瘦等疾病并发的痛苦症状。

2. 整合患者的精神心理状态，提供基础护理、心理护理、营养支持、躯体康复和中医姑息等全方位服务，提高生活质量。

3. 维护患者的尊严，关心生命的品质，追求平和的归途。

4. 提供支持系统帮助家属正确对待患者的疾病过程和他们的居丧。

5. 应用团队的工作方法以满足患者和他们的亲人的整体需求，包括必要时的居丧服务咨询。

6. 用于疾病过程的早期，联合应用其他积极的延长生命的治疗，如放疗和化疗，包括所需要的检查来评估和治疗各种临床并发症。舒缓治疗是具有人文关怀的治疗，更容易得到患者和家属的接受。

良好的舒缓照护能有效缓解癌症患者的痛苦，提高患者及其家庭的生活质量，降低医疗费用，从而使有限的卫生资源为更需要的人所用。因此，发展我国舒缓照护服务无疑是解决这一问题的必经之路。但长期以来的医疗体制和医疗模式，一直以救死扶伤为宗旨，故需要我们更新观念将医疗的重点从生理上转移到心理、社会和精神等方面。

综上所述，发展临终关怀面临的伦理问题是相当尖锐而发人深省的。在中国推动和发展临终关怀事业，任重而道远，需要社会、政府、医疗、保险和法律等诸多方面的协同努力。但人们已越来越清楚地认识到，在老年连续性卫生服务体系中应该包括预防、治疗、康复、中期照护、长期照护和临终关怀。临终关怀伴随人生最后的阶段，需要引起全体医护人员和全社会的重视。尤其是医护人员，作为发展临终关怀事业的主力军，担负着不可推卸的责任。相信随着时代的发展、社会的进步和人们的生死观念的改变，临终关怀的事业一定是越来越好！

第三节 临终关怀中的伦理问题分析及应用

尊重生命、善待死亡、恬淡物欲、崇尚自然、努力实现人生价值等思想，构成了中国传统文化中儒、道生死观的伦理内涵，对现代人反思自己的生存状态、领悟生活的意义和价值、建立健康和谐的生命观和人生观有重要启示。

【案例】患者，男性，67 岁。因肝癌晚期住院 3 个月，消瘦，四肢水肿，心跳加速，发热，腹胀、腹泻，常常伴有牙龈出血。入住临终关怀科室以后，进行常规的舒缓治疗。患者本人及其家属信仰佛教，在病房诵读经文进行祷告活动，病房周围的患者提出抗议。医务人员了解到这个情况，及时和患者及家属沟通，将他们安排在较僻静的单间病房，并嘱尽量不要影响其他患者，患者及家属遂在病房进行简单的佛教仪式。患者去世当晚，家属在病房内举行了小规模的佛教死亡仪式。家属对医院的配合表示感谢。

【分析】

1. 医务工作者应及时了解入住患者本人及其家属的社会心理状况，包括患者本人的健康状况、社会身份、宗教信仰以及家庭状况等。只有这样，患者入住关怀病房后，医务工作者才可以有针对性地提供人性化的服务。

2. 医务人员尊重患者的宗教信仰，但绝不意味着放弃自己的责任，必须处理好患者自主与医生责任之间的关系。医务人员要对家属的行为及时提出沟通意见，尊重患者及其家属的宗教信仰，同时也征得家属的理解，尽可能为患者安排一个单独的病房，并要求家属的仪式活动不影响到基本的医务工作。

3. 医务工作者应该保证每一个人都具有平等合理享受卫生资源或享有公平分配卫生资源的权利，在满足患者及其家属的基本诉求的同时不能牺牲其他患者的利益。

【建议】 医务人员对入住患者要有全方面的了解，及时与家属沟通，医务人员应尊重患者的宗教信仰，病房完善一些设施，满足特殊人群的需求。

【案例】 患者，女性，64 岁。肿瘤晚期，虽然心脏还在跳动，已无自主呼吸，需要呼吸机维持生命。因老人在清醒的时候曾明确表示不要行气管切开等有创抢救，家属最终选择放弃积极救治，让老人安然离世。

【分析】

1. 如果通过插管和生命支持系统来维持老人的生命体征，来换取老人的"长寿"，对其本人是一种折磨，这种折磨不仅是身体上的更是心理上的。

2. 在医院里，越来越多的临终患者被越来越复杂的生命支持系统维持着生命。生命支持系统看上去似乎是延长了人的寿命，但它在耗费了巨额钱财之后，临终患者的生命质量却依然没有提高。所以这位老人的选择是明智之举，但还缺少相关法律支持。

【建议】

1. 充分尊重患者对自己的病情、诊断、治疗的知情权，让患者和家属签署医疗预嘱，在健康或意识清楚时签署，说明或者交代清楚在不可治愈的伤病末期或临终时是否采用应急医疗措施。

2. 建议医护人员在治疗照护类似临终患者的时候，要坚持对患者本身有利的原则，尊重患者自主选择的权利。医护人员应和家属一起充分考虑患者临终的尊严，以延长寿命、减轻痛苦、提高生命质量为最高目标。

3. 卫生资源的合理应用，避免浪费，可使有限的卫生资源使用地更有价值。

第八章　老年医学医技工作中的伦理问题分析及应用

医技科室虽然是医院的辅助科室，间接参与临床诊断和治疗，但在临床诊疗过程中发挥着重要作用。随着现代科学技术的发展，辅助检查方法和手段日新月异，临床诊疗水平的提高对医技工作要求和依赖度也越来越高。医技工作人员是老年医学从业人员的重要组成部分，在面对老年人这个急剧增大而特殊的人群时，面临着许多挑战。本章将从药学、检验、大型医学影像检查和介入治疗几个方面，谈一谈在老年医学医技工作过程中的伦理问题，并提出解决的办法和建议。

第一节　药事工作中的伦理问题分析及应用

药事工作是老年人疾病治疗过程中的重要内容，常贯穿于临床治疗过程的始终。老年患者用药往往受多种因素影响，个人因素如多种慢性病共存、多器官功能障碍、个人对疾病和药物知识的认识水平等；外部因素如经济条件、医疗保障程度、家庭照顾程度和疾病治疗专业水平等。因此，老年人在接受药物治疗过程中时常伴随产生诸多伦理问题。本节将就老年人药事工作中的伦理问题结合临床实践进行阐述和分析。

一、药事工作概述

药事工作的主要任务是针对疾病的病因和临床发展过程，依据患者的病理、生理、心理和遗传特征，制定和实施合理的个体化药物治疗方案，以获得最佳的治疗效果并最大程度地降低治疗风险。在药事工作中涉及患者、医生、护士、药师及家属等多方面因素，均有可能影响或干预药物治疗的效果。

首先，老年患者普遍一体多病，用药情况复杂，导致老年人用药的依从性差，不规律和不合理用药等问题频现。因此医护人员及药学人员在药物治疗上就要根据老年患者的特点，在综合评估的基础上，合理选择最佳药物治疗方案，尽量减少因药物治疗引起的继发问题；在服务上需要用足够的耐心、高度的责任心和精益求精的专业精神进行药物治疗和用药指导，做到用药安全、准确、有效。其次，充分重视家属在老年患者药物治疗中可起到的作用，有效提高家属的配合度，增强家属的责任意识和丰富家属的医疗常识是提高老年患者用药依从性，保证药物治疗有利不伤害的重要保障。

二、老年药事工作中的伦理问题

（一）药事工作中的伦理原则

1. *药物治疗方案最优化* 药物治疗初期，医生要在正确的病情诊断基础上，通过对患者进行充分的综合评估，正确合理地选择药物。因老年人往往一人多病，在多系统疾病同时进行药物治疗时，应密切关注药物之间的相互作用，药物的选择更应遵循低伤害、高疗效、耗费少、安全度高的药物治疗最优化原则。

2. *药物治疗过程中的知情同意* 药物治疗过程中，患者拥有充分的知情权。药物诊疗方案设计的理念、作用、依据，及其可能为患者带来的损伤、风险和不可预测的意外等都应向患者充分告知。患者甚至其家属或照护人员的知情同意决定了他们的配合度和能否及时给予信息反馈的程度。知情同意原则既是患者应享有的自身权利，也对药物治疗的效果起着至关重要的作用。

3. *药物治疗时的经济性和自主性* 因老年疾病的治疗多需中长期治疗，医务人员为患者设计药物治疗方案时，在考虑药物安全、有效的同时，患者所能承担的经济负担也是不可避免要考虑的因素。大多数患者都需要选择质优价廉且用量少的药物治疗方案，能用一种药物解决问题的就不用多种药物，以最大限度地减轻患者的经济负担。当药物效果与经济性产生矛盾时，医务人员还应更多地在尊重患者及家属意愿的前提下综合考虑。

4. *不伤害的个体化给药* 由于患者的年龄、性别、病情、生理状态、精神状态及家族遗传等情况不同，对药物选择也不尽相同。如：有些患者有躁狂等精神疾病，不适于使用静脉输液药物治疗，则需尽量调整为口服给药方案等。不同患者对药物反应也有差异，如有的患者对麻醉药很耐受需加大给药剂量，而有的患者则需减小剂量。因此，药物治疗必须遵循个体化的原则，尽可能减轻因给药为患者带来的不适感，做到有的放矢。

（二）老年药事工作中的伦理问题

1. *药物治疗最优化与多次调整的冲突问题* 药物治疗并不是一开始就能够达到最优化的目标，这需要患者与医生紧密配合、反复检查、不断调整。但老年患者大多病情复杂、体弱多病、行动不便，再加上如血管、肌肉等组织器官衰老，反复检查对他们无论是体力、精力、时间，还是身体所需要承受的痛苦上来说，对患者和家属都是负担。药物治疗最优化与不断的医学评估和调整之间存在着不可避免的冲突，一味地依赖检查而不考虑患者的感受，存在过度医疗的风险，而过度考虑患者意愿、丢掉检查的科学性从而影响正确的治疗，都是不可取的。这就要求医务人员准确的根据病情合理用药，尽量缩短调整的周期，与患者及家属进行充分告知和沟通，相互配合完成最优化治疗。因此建议如下：

（1）老年人除维生素、微量元素和消化酶类药物可以用成年人剂量外，其他所有药物都应低于常规成年人剂量。由于现在尚缺乏针对老年人剂量的调整指南，因此，应根据老年患者的年龄、健康状态、体重、肝肾功能、临床表现、蛋白结合率等情况具体分析，个体化治疗可尽量减少用药的种类和剂量。

（2）首次使用新药起始剂量要低，根据用药情况和检查指标逐渐增加剂量。考虑到老年人药代动力学和药效学的差异，增加药物的剂量应当谨慎，把握好患者所能耐受的最有效剂量。

（3）有肾脏损害、认知损害、肝功能异常和衰弱的老年人必须调整剂量，剂量的调整需个体化，剂量通常减少 30%~40%，有时可能减少得更多。

（4）为避免毒性，必要时需对药物浓度进行监测。如氨基糖苷类（链霉素）、抗心律失常类（地高辛）和抗癫痫类（苯妥英钠），及华法林活性的监测等。

2. *知情同意与不良风俗、生活习惯的冲突*　老年患者听力、视力下降，交流困难，理解能力和记忆力减退，对于他们来说知情同意就显得更加重要。医师和药师充分尊重老年患者知情同意权，加强对于老年人及家属的用药指导，做好用药交代工作，确认其听清楚、理解明白能够正确服用。但这些就够了吗？当然不够。一些老年人不良的生活习惯和风俗习惯依然会影响老年人用药的依从性，但有些医生并不了解这些，导致漏服、错服药物的事情频有发生，影响药物疗效。这就要求提倡全社会特别是家庭成员加强对老年人的照顾，陪老人就诊，代替老人记清楚用药事宜，摒弃不良风俗和习惯，有效监督、指导老人正确用药。

3. *药物治疗效果与经济状况的冲突*　有些老年人经济情况不佳，甚至得不到较好的医疗保障，平时又比较节俭，不舍得花费较高的医疗费进行药物治疗，影响治疗效果。还有些老人因为经济条件好，医疗保障非常到位，相反存在过度医疗的现象，盲目追求所谓的好药、贵药，导致用药不对症或无谓增加身体的代谢负担，使治疗适得其反。针对这些情况，需由医生和药学人员对其进行必要的疾病和药物知识的教育，讲清利害关系，对其错误的认识进行纠正，以免出现过度医疗或治疗不到位贻误病情的现象。

4. *个体化给药与常规医疗模式的冲突*　因老年人一体多病，身体状况个体化差异较大，不同患者对相同药物的治疗效果差异性也较大，故采用常规药物治疗模式极易发生药物过量或不足的情况。所以，老年人药物治疗要在多学科综合评估的基础上，做出充分个体化分析，准确诊断，并注意药物之间的相互作用，随时关注药物治疗效果，及时调整治疗方案，才能保证用药恰到好处。

三、药事工作中的伦理问题分析及应用

【案例】患者，男性，78岁。因骨折住院治疗。既往有糖尿病病史，长期服用二甲双胍控制血糖，血糖控制不理想。医师考虑到血糖控制不好会影响骨折的愈合，请内分泌医师会诊后改用胰岛素控制血糖，但未向家属交代新的治疗方案。护士去执行医嘱打胰岛素时，患者表示不能接受，和医师大吵起来，认为没有和其沟通，原先口服降糖药物也可以，不应随意换药，怕一旦用上胰岛素就离不开了。医师耐心解释了暂时用胰岛素严格控制血糖对骨折愈合的重要性后，患者表示理解，接受了治疗方案。

【分析】患者有权了解自己的治疗方案，医师应及时向患者交代更改的治疗方案，尊重患者的知情同意权。患者如果不了解自己的病情和诊治方案就有可能产生抵触和不信任心理，从而引起矛盾。

【建议】尊重老年患者的知情同意权，尽到充分告知的义务。特别是在老年患者药物治疗初期，医生应向患者及家属充分告知病情和药物治疗方案，进行必要的疾病知识普及，讲清利害关系，让患者知晓自己需要配合医生完成的内容，有效提高患者依从性。

【案例】患者，男性，78岁。身患慢性喘息性支气管炎、冠心病、糖尿病，就诊于三级医院呼吸科、心内科、内分泌科。每科的医生都根据本专业疾病的诊疗常规，给予病人开具预防及治疗的药物，等患者从药房拿到药的时候已经是满满一袋子药了，每天吃的药比饭还多，非常苦恼，但又不知哪些药物必须吃，哪些不用吃。

【分析】患者患多种疾病，各科室临床医师只考虑本专业的疾病，而忽视了患者是一个多病共存的患者，使用的药物过多，给患者造成一定的经济负担，也增加了不良反应的发生率。应坚持医疗最优化原则，选择对患者最有利的治疗方案，减轻患者的经济和身体负担。

【建议】

1. 患者到老年专科医院的多学科门诊，医师可综合评估老人的病情，减少不必要的药物使用，对接受多种药物治疗的老年患者在药物使用过程中需要谨慎操作，特别是针对病情复杂，各脏器功能减退的老年患者要求就更加严格，制订出最优化的药物治疗方案。

2. 也可以到临床药物咨询门诊，由临床药师综合分析患者的药物作用，减少辅助药物的使用。

第二节 医学检验工作中的伦理问题分析及应用

一、医学检验工作概述

1. 医学检验学的概念 医学检验学（medical laboratory sciences）属于实验室医学（laboratory medicine），是在实验室内对人体的送检材料进行检测分析的学科。在现代医学中，医学检验已远远超出早先单纯为辅助临床诊断的范围，在疾病的预防、疗效和预后的判断、治疗药物的监测、健康状况的评价以及遗传性疾病预测等领域，正发挥着越来越大的作用。

2. 医学检验的工作内容 医学检验学主要内容包括临床血液学、临床化学、微生物学、免疫学和血清学、尿及其他体液分析、脱落细胞学、细胞遗传学和分子遗传学技术等。

二、检验工作的伦理问题

（一）检验项目选择不合理和过度

现代医学检验项目繁多，在实际工作中，时常出现根据病情需要，做一项化验指标就可以解决问题，却打包做一套化验检查，增加了患者的经济负担，造成了医疗资源的浪费。再比如乙肝、艾滋病抗体检测，若检验结果为阴性，一般情况下可三个月复查一次，无需多次复查。

在检验项目选择上要遵循必要性和有效性。老年人离开工作岗位后经济收入明显减少，而且老年人是疾病的高发人群，一个老人同时患几种疾病也比较常见，疾病诊治费用支出大幅增加，这就要求医生做一项检验项目能说明问题的就不做两项，与病情无关的检验项目不做，花费少的项目能解决问题就不做花费多的项目，同时减少不必要的重复检查。减轻老年患者的痛苦和经济负担，这也是医学伦理有利原则的体现。因此检验人员要牢固树立“以患者为中心，全心全意为患者服务”的精神，提高服务意识，加强自身道德修养。

（二）医务人员告知不充分

医学检验为临床诊疗提供可靠的诊断依据，直接服务于患者，服务于临床。这就要求从事检验工作的人员要有高度的责任心，无论是标本的采集还是标本的接收，操作过程都要严格遵循规程，认真对待，细心核对。老年人记忆能力不断减退，在检验前要把“注意事项”进行充分告知。如：需要空腹检查的项目，叮嘱其不要进食、饮水，必要时可以制作一些提示卡，或与其陪护人员交代等，做好准备工作。

标本采集时，要给予老年患者充分地告知、理解和尊重。老年人随着年龄的不断增大，心理和生理随之产生很大变化，感知觉功能下降，学习与记忆能力减退，情绪不稳定和自控能力差，人格、气质和性格也发生变化，经常产生抑郁、焦虑、孤独、自闭和对死亡的恐惧，这就要求标本采集时，要有耐心并进行有效的沟通、充分告知，使患者配合，顺利完成标本的采集。

（三）忽视对检验结果的审核和保密

检验结果是疾病诊断和治疗的重要依据，报告结果必须及时，不能贻误诊断和治疗时机，给患者增加痛苦和经济负担。检验人员要有同情心和爱心，积极热心地做好本职工作，配合临床医务人员尽早明确诊断，尽早治疗。检验结果的正确与否，直接关系到患者的诊断和治疗。这就要求报告的结果客观准确，真实可靠。要注意校正设备和试剂纯度等方面的误差，并努力学习业务知识，提高技术水平，更好地服务于临床。检验报告结果要认真核对，发现异常结果及时复查。出现危急值立即通知临床，并做好相关记录。前后矛盾的结果要及时与临床医生沟通，查明原因，必要时及时复查。

要注意保护患者隐私权。检验结果有时在未经患者本人同意就将检验结果信息透露给他人、单位等无关人员，患者的隐私权未能得到保护，使患者受到伤害，甚至引发医疗纠纷。这些现象应引起医护人员的重视。

三、检验工作中伦理问题分析及应用

【案例】患者，男性，60岁。因曾在外地旅游时发生不洁性行为，最近身体出现不适，来医院门诊抽血化验艾滋病抗体，结果阳性。几日后，一名自称患者妻子的女士来到检验科，要求提供其丈夫的检验报告，被医生拒绝。其妻认为自己作为直系亲属有权知道检验结果，对医院的做法很不理解。

【分析】

1. 患者妻子得到检验结果有可能导致家庭纠纷，给患者本人造成不利。

2. 如果患者不告知妻子检验结果，可能导致妻子被传染，受到伤害。

3. 如果用工单位、同事及其周围的人间接知道了结果，可能会使患者本人受到歧视和不公正待遇。

4. 医生在未经患者本人授权同意的情况下，本着医学保密原则，未把结果告知家属，保护了患者的隐私权，体现了良好的职业操守。

【建议】

1. 未经患者本人授权同意或超出法律规定允许的范围，无关的任何单位和个人都不能获取检验结果，避免患者隐私泄露。

2. 检验医生应严格执行保密制度，保护患者隐私权。

第三节　医学影像检查工作中的伦理问题分析及应用

一、医学影像检查工作概述

（一）影像医学的概念

影像医学是医学的一个分支，它是利用影像技术来诊断疾病和介入治疗的一门临床学科，包括两大部分：影像诊断学（Imaging diagnosis）和介入放射学（Interventional radiology）。影像医学常用的技术包括X线投影成像和断面成像，超声成像（US），计算机体层成像（CT），数字减影血管造影（DSA）、计算机X线摄影（CR）、磁共振成像（MRI），以及核医学中的单光子发射体层成像（SPECT）和正电子发射体层成像（PET）。

（二）医学影像检查工作的内容

X线检查方法包括普通检查、特殊检查和造影检查三大类。普通检查包括透视和摄影，是最常用和最基本的检查方法，广泛应用于自然对比度好的部位。特殊检查是运用不同于普通摄影的方法，达到某种特殊诊断要求的摄影技术。这些检查仍然是利用体内的自然对比而成像。

CT扫描技术涉及诸多方面的内容，大致包括以下几个方面：CT扫描前的准备工作、平扫、增强扫描、造影CT扫描和特殊扫描。

数字减影血管造影作为一种专门显示血管的技术包括两部分内涵，一为数字化，这是与计算机相关的处理；二为减影（subtraction），实意为“减法”，即通过将被处理成相反物理量的两帧影像信息相减，消除非检查结构，保留血管影像的方法。主要应用于头颈部、腹部、心脏和大血管及外周血管。

磁共振成像是利用原子核在磁场内共振所产生信号经重建成像的一种成像技术。主要包括磁共振血管造影、磁共振功能成像、磁共振波谱分析等，几乎适用于全身各系统的不同疾病，例如肿瘤、创伤、炎症、退行性病变以及各种先天性疾病等的检查。

单光子发射体层成像是将被放射性核素标记的某些药物引入体内，并通过体外的探测仪器检测射线的分布与量，从而反应放射性核素在体内的吸收、分布、排泄的一种功能性显像，而不是组织的解剖学密度变化的图像。放射性核素，在体内的吸收、分布、排泄等过程又取决于脏器或组织的血流、细胞功能、细胞数量、代谢活性和排泄引流情况等因素，故核素显像是一种功能显像。主要应用于骨骼显像、心肌血流灌注显像、甲状腺显像、局部脑血流断层显像、肾动态显像和静态显像及其他显像。

二、医学影像检查中的伦理问题

我国医学影像设备的发展相对落后，许多大型医院中使用的医学影像设备多为进口设备，价格昂贵，检查费用高。医院为了尽快收回成本，提高经济效益，存在不同程度的过度检查、重复检查现象，这也有政府对医院财政投入不足的原因。随着医疗改革的深入，医院重效益、轻质量的现象已经有所改变。另外，患者的观念也存在误区，认为设备越先进、检查项目越贵越好，缺乏对大型检查科学的认知，也导致了大型检查的过度使用。以上问题，对医务人员、患者、社会都提出了医学伦理方面的思考。

（一）疏忽患者的感受

从事医学影像检查工作的医师应具备高尚的职业道德和专业素养。老年人作为社会的弱势群体，不仅需要医生有高超的专业技术，更需要被关爱，不能只关注老年患者所患的疾病，同时更需要关注患者的心理状况、生活环境、生活习惯和经济状况等多方面因素。这就要求医师不仅要具备老年医学专业知识，而且要拥有良好的职业操守，在各种利益面前合理权衡，最大程度地保护患者利益。

医学影像检查已被广泛应用。在实际工作中，为了完成检查，需要患者暴露身体，这种情况下医务人员一定要对患者人格保持应有的尊重，在检查过程中遇到问题要与患者耐心沟通，详细解释，取得患者的配合和理解。特别是对异性进行检查时，无关人员应回避，要充分顾及患者的感受，维护患者的尊严。

（二）忽视对患者的隐私保护

保护患者隐私是医学伦理学的基本原则。在现实情况下，由于医务人员缺乏医学伦理知识或者不够重视，导致患者隐私权得不到保证。鉴于这种情况，首先要明确保护患者隐私权的重要性，加强医务人员的法律、法规培训，使医务人员把保护患者隐私上升到法律层面，防止在不经意间或人为造成对患者隐私权的侵犯。其次，医院要健全隐私权保护制度，影像科室要专人负责影像资料和报告单的登记、保管和发放。

（三）检查手段选择的告知不充分

在《侵权责任法》中有明确规定，知情同意权是患者的基本权利。医生根据病情需要选择检查项目，需要向患者讲明检查的目的、意义，利弊、可能出现的情况，应该征得患者或家属的同意，按照医学伦理学原则，保证患者的知情同意权。同时患者有对检查项目的选择权，即患者在得到医务人员对患者检查相关信息充分告知后，根据自身情况自主选择检查项目。

（四）对大型检查合理性的质疑

产生这种质疑首先是因为医患双方对大型检查合理性判断的分歧。检查过程中的程序理性（医生）和结果理性（患者）之间产生的矛盾，有可能导致对一项检查是否合理、是否应该做产生质疑。

其次是对大型检查费用合理性的认知不足。现代医学水平反映了科技发展水平，检查手段日新月异，但越是前沿的科技手段、仪器设备就意味着越是昂贵的费用。虽然我国已经实现了医疗保障全覆盖，但地区之间经济发展不均衡导致的统筹差异还是很大的。就患者来讲，医疗费用报销比例也是不同的，有高有低。在不违反现有的法律、法规和诊疗指南、常规的前提下如何权衡和选择是现实问题，也是医患双方应共同思考的问题。

（五）对可能出现的意外和伤害认识不够

一些影像检查方法和介入治疗手段是有创和侵入性的，可能对人体造成伤害，要禁止滥用和不必要的重复使用，如 X 射线、核医学检查及放射介入治疗等，在使用这一类检查或治疗时要先做评估，权衡利弊，控制放射线剂量，防止有害的确定性效应的发生，并限制随机效应的发生概率。

检查前应做好心理疏导，以减轻老年患者的恐惧心理。如磁共振设备本身会使患者产生不同程度的紧张和压迫感，而且检查时间长，做好检查前的心理安慰就显得非常必要。

老年患者在检查、搬运途中，要有医护人员陪同。许多老年人长期卧床容易发生深静脉血栓，在搬运中栓子可能脱落导致肺栓塞，严重者发生猝死。因此，检查前应进行充分的风险评估，检查科室应该配备抢救物品，在紧急情况下能进行急救，为挽救患者生命争取时间。

在检查过程中，技术人员要密切观察患者状况，以便能及时发现问题，及时处理。

三、医学影像检查伦理问题分析及应用

【案例】 某老年痴呆患者，86岁。因肺部感染需做胸部CT检查。在CT室候诊时，因想提前检查与技师发生矛盾，患者家属自己将患者强行推入检查室后离开。技师按顺序给其他患者进行检查，但没有给检查室内此痴呆患者做任何放射防护。

【分析】 家属虽然关心患者，但在医院就诊必须遵守医疗秩序。老人虽然年老痴呆，但不是危重症患者，应按正常顺序接受检查。

【建议】

1. 患者在就诊过程中要遵守医疗秩序，尊重医护人员，尊重其他患者。

2. 技师维持正常工作秩序是正确的，但应及时和患者家属沟通。此案例虽是患者家属无理，但技师应主动告知家属放射线的有害性，将患者及家属劝离检查室。

第四节　介入治疗工作中的伦理问题分析及应用

一、介入治疗工作概述

1. 介入放射学的概念　介入放射学（Interventional radiology，IVR）是以影像诊断为基础，在医学影像诊断设备的引导下，利用穿刺针、导管及其他介入器材，对疾病进行治疗或采集组织学、细菌学及生理、生化资料进行诊断的学科。

2. 介入放射学的内容　介入放射学的按照介入放射学的方法分为穿刺/引流术（percutaneous puncture/dranage technique）、灌注/栓塞术（transcatheter arterial infusion/embolization）、成形术（angioplasty）、其他非包含在以上三项内的内容，如取出血管内异物（embolization）、胆囊取石等；按照治疗领域，分为血管系统介入放射学（vescular interventional radiology）、非血管系统介入放射学（non-vescular interventional radiology）。介入放射几乎涵盖全身所有部位和器官，适应证广泛。在心血管系统不论是冠状动脉，还是其他部位的血管狭窄或闭塞，都可以利用介入放射学的成形术进行治疗。不论是神经系统血管畸形还是其他部位的血流动力学改变，都可以通过栓塞术进行治疗。通过多种介入放射学方法的组合，即所谓的综合介入放射学，能够独立地对一些复杂病态、内外科治疗难以取得较好疗效的疾病进行卓有成效的治疗，如肝硬化、肝内胆管细胞癌等。

二、介入治疗工作中的伦理问题

随着介入治疗技术不断地推广应用，以前一些医疗技术手段不能治疗的疾病，可以通过介入得以治疗，解除了某些患者的痛苦，甚至挽救了生命。但介入治疗毕竟属于高技术手段，需要深厚的专业知识和临床经验，包括临床及影像学评估、治疗策略及并发症处理等。我国目前的情况是一些不具备开展此项技术条件的医院也盲目跟上，提高了患者受伤害风险。一些已经开展的医院，介入医师一味追求技术和经济利益至上，盲目扩大适应证，导致介入技术过度使用。另一方面，患者和家属也对此种治疗新技术过分迷信，该不该做都要做，左右了医生的选择。同时由于患者期望值过高，对其特殊性和风险性缺乏科学理解，对出现的不良后果往往难以接受，导致产生医疗纠纷，对医生的人格尊严，甚至身体造成伤害。这些问题的出现，对医学伦理提出了许多思考。

（一）介入治疗选择不适当

介入放射诊断包括 X 线、CT 引导下穿刺活检，经皮穿刺动脉插管血管造影，心导管检查，经导管血管内采样等项目，有一定的创伤性，且患者需接受一定量的 X 线辐射。所以，此类检查手段应在其他无创性检查未果时采用。例如，纤维支气管镜和病理已确诊为肺癌者，就不应再做肺穿刺活检；B 超和 CT 已确诊为肾囊肿者，就不应再做血管造影；超声心动图已明确了心房间隔或心室间隔缺损者，一般就不应再做心导管检查。

介入放射治疗在适应证的选择方面，应遵守相应的伦理应用原则，即①适合的病例应积极争取。②非必要时不实施介入。③无希望时不实施介入。④患者不同意时不实施介入。⑤选择最佳介入方案。选择最佳介入方案体现了医疗技术最优化原则，是以最小代价获得最大效果的决策，其伦理意义和价值在于使临床诊疗过程中医学判断和伦理取向的协调统一，实现对患者诊疗最完美结果。如选择性动脉插管血管造影对血管性疾病如血管瘤、血管畸形、血管狭窄与闭塞等疾病效果较佳。但对某些肿瘤性疾病的诊断，如脑胶质瘤，血管造影的效果不及 CT 或 MRI；对较小肾囊肿的诊断，其效果尚不及 B 超。在评价介入诊断效果时，不宜拔高，更不应诱使患者盲从，让其既受了痛苦又花了冤枉钱。以恶性肿瘤为例，介入放射治疗常为临床综合治疗方法之一，对于大多数肝癌，应首选外科手术切除，如误导其仅接受介入治疗，就可能给患者造成无法挽回的伤害。

由于介入放射技术较新，经济效益较好，又处于发展阶段，容易产生“一哄而上”的倾向，个别医生无视介入治疗的适应证，盲干、蛮干，或“越级介入”，可能给患者带来不必要的痛苦和损失。例如，受“支架热”的影响，有些人给原来并不造成血流明显阻塞的血管植入支架，就违背了“非必要时不施介入”的原则，同时，也造成了很大的浪费（一枚进口血管内支架需万元以上）。又如，晚期癌症患者已有全身衰竭等禁忌证时，若给其做栓塞或灌注等介入治疗，就违背了“无希望时不施介入”的原则，这样会加速患者的死亡。再如，接受血管腔内成形术后，部分病例可能会发生成形处再狭窄，甚至发生血管闭塞等不良后果，在实施手术前，应征求患者及其亲属的同意，并签署知情同意书，否则就违背了“患者不承诺时不施介入”的原则，引发医患纠纷。再如，对原发性肝癌的介入治疗，目前首推经导管栓塞化疗，该项技术对设备、介入医生的技术水平等均有较高的要求，在一级医院和部分二级医院并无条件开展，个别医师为了“开展介入治疗”，对此类患者仅做简单的灌注化疗，违背了“选择最佳介入方案”的原则，直接影响到患者的治疗效果、生存期和生存质量。

（二）未能充分考虑患者利益

临床中常存在选择和实施介入治疗时忽略患者的利益之考虑，导致对患者的伤害，具体操作时应遵循下列原则，充分考虑患者的利益。

1. *痛苦最少*　如在做经皮血管穿刺之前，应行局部麻醉，以减少穿刺及插管时的痛感。又如，在做四肢动脉造影时，应根据患者的经济条件选择非离子型造影剂，或将离子型造影剂的浓度稀释至50%以下，并预先注入利多卡因，以避免血管强烈痉挛导致的肢体剧痛。再如，在实施肝动脉或肾动脉经导管栓塞治疗后，当患者出现“栓塞后综合征”时，应及时给予镇静剂及镇痛剂，以减轻无法忍受的脏器绞痛。

2. *伤害最小*　如在穿刺插管时，应尽量选择较细的导管及导管鞘，以减少穿刺处损伤，避免血肿形成。又如，在对肾局部挫裂伤实施栓塞治疗时，应选择性插管至受损伤血管处，做局部栓塞术，以保留更多的正常肾组织。再如，在实施介入诊疗过程中，应注意缩小X线球管光圈，并对无关部位进行遮掩，以减少X线辐射伤害等。

3. *耗费最省*　介入治疗费用较高，老年人经济来源有限，还要兼顾自己的养老问题，加之自身可能存在多种疾病，面对高额的费用，有人不得不放弃治疗，这些人的生命健康权将得不到保障。在效果差异不大的情况下，应选择较便宜的国产药物及介入器械，不应盲目滥用昂贵的进口药物及器械，以减轻患者、家属及社会的经济负担。又如，经过精心准备，介入性诊断和治疗能一次完成的，应避免分次进行，以防止多次重复造影等情况导致的费用增加。再如，一旦诊断明确，应及早给患者实施介入治疗，缩短住院等待手术的时间，既有利于提高疗效，又节省了费用。

4. *疗效最佳*　如对肺癌患者行经导管动脉灌注化疗时，应尽可能地将导管插入给肿瘤供血的支气管动脉内，以最大限度地提高局部药物浓度，确保介入治疗的疗效。又如，给肝癌患者做介入治疗，对大多数病例而言，应选择性插入肿瘤的供血动脉以远的供瘤动脉内行栓塞化疗，对多支供血者应逐一探查并栓塞，以期提高疗效。

三、介入治疗的伦理案例分析及应用

【案例】某患者在泊头市某医院诊断为左下肢大隐静脉曲张、左下肢血栓性静脉炎，医院为其做了下肢静脉滤网置入术，患者出院。之后患者复诊时医院告知需到上级医院取出滤网。患者到了河北省沧州市某医院后经检查，医生告知患者滤网内血栓形成，不能取出滤网，给予华法林片治疗。患者认为泊头市某医院有过错，上告法院。法院查明泊头市某医院为二甲医院，其执业许可证的诊疗科目中不包括外周血管介入诊疗，而医院为患者施行的滤网置入术属于外科血管介入的三级手术。法院判定医院对患者采用的技术按照卫计委规定属于外科血管介入的三级手术，卫计委相关规定中对开展该技术的医疗机构和医务人员有明确的级别要求，但此案中的医院无法证明该院符合此要求，故推断有过错。且医院对患者的术前告知中未充分说明滤网可能无法取出，未说明后续治疗措施及可能存在的替代方案，损害了患者的知情权。医院赔偿患者医疗费及护理费合计 3 万余元。

【分析】上下腔静脉滤网置入、取出术属于外周血管介入诊疗的三级手术，该医疗机构及医务人员不符合卫计委对开展此项技术的基本要求。《侵权责任法》对医务人员的告知义务有明确而具体的要求，规定了告知的对象、内容、方式，以及未妥善告知需承担的责任等，此案中的医疗告知不符合法律要求。

【建议】医院及医务人员必须依法行医，开展新的诊疗项目必须符合卫计委的要求。在开展特殊的检查及治疗时，应充分告知患者可能的医疗风险和替代方案，并书面签字。不宜向患者说明的，须和近亲属说明。

第九章　老年患者就医环境的伦理问题

就医环境是指支持患者科学的、有效的、积极的就医行为的各种条件的总和。老年患者是一个人数众多而又具备自身特色的群体，其就医环境的需求体现出更多的社会性要素，而这些社会性要素综合影响着老年患者的就医选择。本章通过对老年患者就医环境的分析，结合实例，归纳出其背后的伦理问题。

第一节　老年患者就医环境概述

一、老年患者就医环境的概念

广义的就医环境即是宏观就医环境，指整个国家、社会、家庭以及个人对就医行为的认知、抉择和评价的过程中相关政治法律环境、经济环境、社会环境、家庭环境和个人意愿等内容。狭义就医环境即是微观就医环境，是患者就医过程中医疗机构提供的关于医疗服务场所的各种要素，它包括医疗建筑的布局、采光、色彩及各种硬件设施，同时也包括良好的医患沟通、交流和感知。老年患者就医环境可分为社会环境、家庭环境和医院环境。

二、老年患者就医环境的主要内容和影响因素

（一）政治法律环境

我国第六次人口普查显示，截至2010年底，我国60周岁以上老年人已达1.78亿。据预测，到“十二五”期末，我国老年人口将达到2.21亿，2033年将突破4亿。与此同时，我国平均每个家庭只有3.1人，家庭小型化加上人口流动性的增强，使城乡“空巢”家庭大幅增加，目前已接近50%。据悉，目前我国80岁以上高龄老人超过2000万，失能、半

失能老人3300多万，据预测，到2050年，失能老人将近1亿。我国人口老龄化、家庭养老功能弱化的现状引起了立法机关的高度重视。2013年7月1日起新修订施行的《中华人民共和国老年人权益保障法》对以下几方面的老年患者就医问题进行了规范。

第一，为解决失能老年人长期护理的经费问题，新法规定：国家逐步开展长期护理保障工作，保障老年人的护理需求；对生活长期不能自理、经济困难的老年人，地方各级政府应当根据其失能程度等情况给予护理补贴。

第二，在社会救助方面，新法规定对经济困难的老年人，应当给予基本生活、医疗、居住等多方面的救助和照顾；对流浪乞讨、遭受遗弃等生活无着的老年人，地方政府依照有关规定给予救助。

第三，在社会福利方面，新法要求国家增加老年人社会福利，并鼓励地方建立80周岁以上低收入老年人的高龄津贴制度，规定国家建立和完善计划生育家庭老年人扶助制度。

第四，在优待老年人、建设老年宜居环境方面，新法规定了对常住在本行政区域内的外埠老年人实行同等优待原则，丰富了有关医疗服务、参观游览、乘坐公共交通等方面优待老人的内容，概括规定了老年宜居环境建设的总体要求，即为老年人日常生活和参与社会提供安全、便利、舒适的环境，同时规定了政府加强老年宜居环境建设的主要任务。

（二）经济环境

1. *老年群体收入来源*　在城镇，离退休金养老金是老年人最主要的生活来源，农村则依靠自主劳动收入。目前的一个趋势是，不管是在城镇还是在农村，老年人的自养能力相对过去都有所增强，但在农村，由于养老观念改变和人口流动的影响，加之社会保障制度发展滞后的原因，许多老年人不得不依靠自身劳动来获得经济收入。此外，从性别上看，男性老年人以劳动收入为主，而女性老年人则主要依靠家庭供养。

2. *老年群体医疗保险政策*　我国现行医疗保险制度是影响老年患者就医的重要因素。一是人口老龄化导致医疗费用的上涨，老年人居高不下的患病率是导致医疗费用上涨的一个重要原因。同时，医疗仪器、设备、检查和治疗手段的运用使医疗费用上升更快，增加了医疗保险的负担。二是人口老龄化对医疗保险费筹资的冲击，人口老龄化将使得医疗保险的缴费人群相对缩小，受益人群相对扩大，逐渐造成了医保缺口不断加大，甚至发生医疗保险基金的“代际转移”问题。

（三）社会家庭环境

1. *传统的儒家文明构成了老年患者就医家庭环境的基础*　中国是以儒家文明为主要文明特征的社会。对于中国人而言，儒家文化作为一个完整的价值体系，在一切方面都有既定的规则和运行体系。而在这其中，严谨有序的家庭伦理，是这个体系最重要的组成部分。

钱穆先生曾经说过："中国文化，全部都是从家庭观念上筑起的。"强调秩序、等级和服从，这既是家庭伦理的要求，也是社会政治结构的要求。儒家文化的家庭伦理有着明显的意识形态意义，与政治伦理有着严谨的同构性。"孝"是"忠"的人格规范，"忠"是"孝"的逻辑推衍。这就是为什么历代王朝特别强调"孝"，甚至声称以"孝"治天下的原因。

2. 中国传统孝道文化的演进及其在老年患者就医中的意义　孝道文化是中国传统文化的一项重要内容，是中国古代产生最早、影响最深远的家庭道德观念和伦理文化之一。孝是中国儒家思想中的一个基本内容，也是社会传统伦理的基本准则之一。中国有句古语："君礼臣忠，父慈子孝"。"子孝"与"臣忠"共论，家庭与国家同体，从家庭推及社会，从生活延伸至政治，孝道由此构成了中国社会独特的伦理道德文化的一块基石。长期以来，它对中国社会的稳定和发展起到了一定的积极作用，并在今天继续发挥着程度不同的影响和作用。

（1）孝与供养：中国传统孝道文化的内容极为丰富而复杂，它涉及中国家庭生活和社会生活的诸多领域。从人口学、老年学研究的角度，我们大致可以从以下几个方面对之进行考察：

传统的中国孝文化，突出地强调家庭对赡养老年人的职责与义务。中国古老的文字学著作《说文解字》，在其"老"部，对汉语的"孝"字作有如下的注释："孝，善事父母者"，这是一种充满儒家思想意识、充满血缘亲情的伦理化释义。中国是一个农业国，家庭经济（男耕女织、自给自足的小农经济）长期以来是社会生产的主要形态。这种具有血缘性、农耕性的封闭式家庭生产生活方式，使古代中国社会的物质资料生产，都主要依靠家庭这一载体来独自完成。而以家族为中心的生存（生产、生活和交往）状态，必然地要构成与之相应的一系列特定的价值观念与行为规范，如家庭结构与供养问题等就是如此。在中国，由于小农自然经济的长期存在和稳定延续，人们一直视数代（三代乃至三代以上）同堂为最理想的家庭模式，因此，祖孙三代以上共居的家庭结构，占中国传统家庭总量的绝大多数。在数代同堂的家庭中，老年人退出劳动生产、完成劳动经验的传授和家庭财富的代际交接后，终生同子孙生活在一起，接受他们的赡养。如果子孙另立门户，则为社会道德和法律所不容。如《唐律・户婚》规定："诸祖父母，父母在，而子孙别籍异财者，徒三年"。自唐以后直至清代的法律，对于别籍异财、供养有缺的，都视作犯罪行为。

中国民间又广泛流传着"养儿代老，积谷防饥"的民谚（见《增广贤文》）。这一"孝道"思想，在长期演进中，转化成了中国文化关于家庭伦理关系的又一基本准则。它以表现群体要求的社会舆论面目出现，约束和规范着社会新生代的思想行为，辅助社会建立起一种具有东方文化鲜明烙印的家庭稳定关系，有效地推进着中国家庭代际交替的健康发展。当然，虽然这一"孝"思想很好地体现了中华民族爱老敬老、赡养老人的传统美德，但是，另一方面，它也导致了传统的生育观念蕴含有很强的"养儿防老"的功利意识。

（2）孝与治家：古代中国把孝看作是“齐家之宝”。《礼记·大学》说“欲齐其家者，先修其身。”如何才能“修其身”呢？《孝经》说：“夫孝，德之本也。”《司马文正公传家集》也说：“治身莫大于孝。”可见，按古人的思想人欲齐家，必先修其身；欲修其身，必先行其孝。孔子说：“不爱其亲，而爱他人者，谓之悖德；不敬其亲，而敬他人者，谓之悖礼”（引自《司马文正公传家集》卷31）。孔子把不爱亲人看作是违背道德，把不敬重自己的父母亲看作是违背礼义。从孝的涵义来看，孝的主要内容是养亲、尊亲、敬亲和对待父母的仁。这些观点对于家庭治理，尤其是对于维护复合型大家庭的秩序，具有直接的积极作用。清曾国藩在《家书》中曾说道：“孝、友，为家庭之祥瑞。”他认为，“于‘孝、悌’两字上，尽一分便是一分学，尽十分便是十分学”，如果孝悌做不好，那么即使文章做得再好，也只能算是个名流中的罪人。

简言之，按儒家的看法孝是“齐家之宝”，孝可以治家，可以给家庭带来平安幸福。这是中国孝道文化的又一重要观点。

（3）当代家庭孝道文化的新内涵：随着时代的变迁和发展，中国孝道文化的内涵正伴随着时代发展而出现新的历史演进的态势，即孝道中供养内容的物退心进。

传统的中国孝文化，在供养内容方面不仅重视物质供养，也讲求精神供养。孔子说：“今之孝者，是谓能养。至于犬马，皆能有养；不敬，何以别乎？”（《论语·为政》）。按照儒家的道德原则，“孝亲”就要“养亲”，“养亲”还得“敬亲”。子女不仅要在物质上供养老人，还要在精神上供养老人。血缘之亲不只是表现为物质性，仅体现为物质关系，它更表现为精神性、情感性，表现在内心的敬爱上，那才是真正的骨肉相依、血浓于水的血亲关系，那才更有人情味。因此，对老人只养不敬，并不是真正的孝。物质供养、精神供养，关键在内心的敬养，心养才是真正的孝。中国的“孝”与“孝敬”，是两词一义。

在近代，由于物质生活相对贫困，社会福利保障体系尚未形成，中国社会的老年人，尤其是农村老年人，主要还是依靠子女实行家庭养老，家庭养老是社会养老的主要形式。传统孝道所强调的子女对老人的“养”，首先要求子女在物质上赡养老人。上面所说的“孝敬”，也是要求在“养”的物质基础上再赋予“敬”的精神内涵，是既要养又要敬，物质之“孝”与精神之“孝”同行并存。在现代中国的城市家庭中，由于经济与居住上的独立，子代与父代的连接关系有所松弛，老年人到了晚年，纵然经济上并不贫困，但精神上却容易变得孤独寂寞。老年人晚年生活乏人照料，理应引起社会更多的关注。故现代的孝文化，所要强调的、所要突出的，就是它的精神性内容，它的亲情性特征。中国孝道文化中这一精神供养的内核是富有东方文化、中国文化特色的人文关怀闪光点，理应进一步得到发扬。

（四）医院环境

20世纪90年代末，我国已进入老龄化社会。未来几十年，数以亿计的老年人将提出庞大而紧迫的医疗保健需求，我国应加快建设和完善方便可行、安全舒适的老年医疗建筑体系。现代医学已从传统的单一生物医学模式向以“生物、心理和社会”医学为核心的整体医学模式转化，医疗建筑不再仅仅作为“治疗疾病的机器”。

在近年我国医院的建设中，对老年医疗建筑环境舒适性的广泛关注，体现了全社会对老年人的尊重和关爱。老年人就医环境品质的优化将逐渐成为我国医院建设的重点。老年医疗建筑环境涉及三个层面：一是物理环境，患者由于患病体弱对于室内物理环境更加敏感；二是生物环境，医院内的洁污分区与分流对于防止与控制院内交叉感染至关重要；三是心理环境，空间可识别性与环境的舒适性。老年人感知能力随年龄增长而退化。视觉方面，眼角膜变厚使老年人视物模糊，对近似色的辨色能力下降，环境设计时应适当增强老年人使用色彩的亮度；听觉方面，老年人听力衰退，交谈时常常靠近谈话人，因此，老年人更喜欢尺度较小、形式上有围合感的社交空间；中枢神经系统方面，老年人由于脑细胞减少造成反应迟钝，同时，疾病也影响老年人对外界事物做出反应，较为稳定的生活环境，有助于他们在大脑里形成一张熟悉的“认知地图”。

第二节 老年患者就医环境伦理问题分析及应用

一、政策法律环境导致的老年患者就医环境伦理问题

政策法律环境导致的老年患者就医环境伦理问题，主要表现为当前我国卫生法律法规与老年患者特殊医疗需求之间的矛盾。卫生法律法规是指由国家制定或认可，以保护人体生命健康为目的，以权利义务为调整机制，并通过国家强制力保证实施的调整卫生社会关系的一系列法律规范的总和。卫生相关的政策法律更多地聚焦和侧重于保障、监督、可控等方面，是刚性的，而老年患者的医疗需求则是多样化、个性化和动态化的，是柔性的。因此形成了政策法律环境导致的老年患者就医环境伦理问题。

【案例】平安小区是北京市西城区的一个典型老旧小区，小区居民呈现着“三多”的特征，即高龄老人多、独居老人多、低收入老人多。随着年龄的增长，小区的老人不同程度地患有各种慢性病和常见病，每次出门看病都成为老人最头痛的事情。如果选择去大医院，挂号、就诊、检查、取药等几个环节至少要花上半天时间，如果没有家人陪伴，老人的体力显然无法支持；如果选择去社区医院，一些药品往往缺货或没有。此外，对于部分高龄老人而言，出门就必须依靠轮椅等辅助器械，更是加大了出门就诊的难度。小区居民

非常希望能够有社区上门医疗服务，医生护士到家里给老人来看病，进行量血压、测血糖、打针输液、推拿等服务，但是就现状看，上门医疗服务还是“看上去很美”，存在诸多问题。

【分析】

1. 上门医疗服务是社区部分老年群体的卫生刚性需求　上门服务对象皆为居住在本街道的老年人，疾病以脑卒中、冠心病、高血压、糖尿病等慢性非传染性疾病为主，上门护理以肌内注射、静脉注射、导尿、换药等为主。医技科室还提供上门抽血化验、心电图检查等服务项目。家庭病床和上门服务方便了行动不便的居民就医，减轻了家庭和社会的压力，将会深受社区老年群体的欢迎。

2. 上门医疗服务在政策法律上没有明确界定　一方面，目前卫生法规中还没有对社区上门服务进行具体规定，上门服务的具体内容也没有明确的界定，医疗操作行为多为肌内注射、静脉注射、外科换药、导尿等项目。但是，由于上门医疗服务的流动性特点，医护人员输液后不可能留在患者家中观察病情，一旦出现输液反应或病情变化，不能及时实施救治，如造成严重后果，医护人员难以承担责任。此外，居民的家庭环境可能达不到医疗环境要求，存在感染的风险，医疗垃圾外流混入生活垃圾存有隐患。另一方面，由于医疗事故处理中主张举证责任倒置，一旦在上门服务中出现医疗纠纷或医疗事故，医生很难拿出证据证明自己的治疗过程符合规范，要承担过高的法律风险。

3. 上门医疗服务监管存在盲区　上门医疗服务是否严格按照诊疗常规、医疗文书是否按照要求及时准确书写、是否正确处理医疗废弃物等，这些都缺少实时的监管，使得部分医护人员可能存在不规范的诊疗行为，从而影响了上门服务的质量。此外，由于上门进行操作，医护人员也担心一旦出现患者及家属不满意，甚至发生言语肢体冲突，医护人员自身的安全难以保证，所以也在一定程度上影响了上门医疗服务的推广。

【建议】

1. 建立健全上门服务的政策法规　建议卫生行政部门制定针对上门服务的规范，明确上门服务的对象、服务内容、服务形式和操作规范，可以把居民家视为医生、护士执业场所的延伸，应当是符合法律规定的，但至今法律上没有对此进行明确并加以合法化。只有建立健全上门服务的相关政策法规，才能使社区上门服务得到健康、有序的发展。

2. 加强上门服务的医疗监管　为了保证上门服务的质量，应加强对上门服务人员的有效监管。社区卫生服务中心通过患者回访进行满意度调查，通过定期检查医疗文书，随机抽查上门服务的医疗废弃物回收处理情况等形式可有效地对上门服务进行监管，不断提高服务质量。

3. 构建长期、稳定、和谐的医患关系，增进互信　医患双方将签订家庭医生服务协议，逐步推行医生、患者双向选择制度，固化稳定互信的医患关系，明确医患双方的责任和义务，从而在互信的基础上更好地为患者提供医疗服务。

二、经济环境因素导致的老年患者就医环境伦理问题

经济环境因素导致的老年患者就医环境伦理问题，主要体现在老年患者在就医过程中，经济承受能力对就医行为选择的影响。一般来说，经济承受能力越强，就医过程中经济环境因素的影响就越小，反之则越大。此外，医疗保险活动开展的深度和广度对老年患者就医活动中的经济环境因素起到了重要调节作用。

【案例】徐家庄镇按照“老有所养，病有所医”的为民服务宗旨，创新出台了“关爱老人健康”医疗专项基金政策。政策规定凡是徐家庄镇参加新型农村合作医疗的60岁以上老年患者，在徐家庄镇卫生院住院治疗的在享受新型农村合作医疗报销70%的基础上，剩余部分由医疗基金再报销，基本实现了老人住院看病不花钱的目标。

徐某，今年76岁，几年前患上了脑溢血病症，一到冬季病情就加重，需要长期住院。孩子们生活并不富裕，以往每年付医疗费都是难题，“以前到医院检查一圈下来就好几百块，住院一回二三千。现在有病了来医院检查，说让住院，也不用交钱，只要把相关证件交到住院处，出院时到新农合报销，然后再到夕阳红老年基金处报销剩余部分，几乎不花钱，就把病治好了。”

该政策按照“以政府出资为主，社区居委出资为辅，其他经济社会组织自愿资助为补充”的原则，由徐家庄镇财政列支30万元作为专项资金，并逐年递增。四年来共筹集资金450万元，累计补偿金额443万元，5600名老年群众受益。

【分析】从全国范围而言，影响老年患者就医的因素中，经济因素是主要的。本案例通过调配经济资源，以互助互利的形式一定程度上缓解了老年患者看病贵的问题，具有很高的实践价值和探索意义。

【建议】一方面对政策加以完善，继续提高专项基金的总额度；另一方面，加大对该基金实施效果的宣传力度，吸引更多的个人和组织参与其中。

【案例】两个患者，一为失血性休克，生命垂危，医生主动提出出具证明办欠费手续，先抢救后付费。另一位小腿骨折，等待外固定支架手术，因为无法缴纳第三方医疗器械公司的支架费用而等待了两个小时。——摘自东方卫视大型急救纪实真人秀节目《急诊室的故事》

【分析】该案例中第二个病例似乎有违不伤害原则，但其实，该案例却真正说明了绿色

通道的真正含义，也就是以挽救生命为第一，轻中度伤员可等待处理，体现了处理生命权高于一切的公平原则。

【建议】 提供第三方担保服务，让符合条件的人群尽快实施手术，既体现医疗活动的及时性，又兼顾患者、医院和第三方公司的利益。

三、家庭环境导致的老年患者就医环境伦理问题

如前所述，中国是一个强调以家庭为单位的社会结构，尽孝供养与血脉延续是中国社会和家庭的核心主题。在老年患者就医行为中，家庭情况往往是重要抉择依据，它是老年患者对家庭的经济状况、家庭照护的人力状况、个人内心道德安宁、公众舆论评价等要素综合平衡和权衡的结果。

【案例】 患者，男性，3 岁。患急性淋巴细胞白血病，医生认为，如果治疗及时，其治愈率可达 80%，但是至少要准备三四十万的治疗费，而全家每月收入在 3000 元左右。其奶奶 60 岁，身患宫颈癌已到晚期。奶奶为救孙子毅然决定放弃治疗，将自己的医药费用来救治孙子。

【分析】 这是一个比较典型的老年患者就医选择的案例，体现了老年患者在就医过程中各种影响就医选择的要素综合作用过程。首先，从社会环境中的政策与经济角度而言，并不充分的医疗保障使得这个家庭面临高额债务；从家庭角度而言，一方面是老人对子孙的责任与牵挂；另一方面是自己的身家性命，在选择中，老人更加偏重于选择前者，就是中国人家庭观念中的“继嗣”因素起最终的作用。作为孩子的父亲、老人的儿子，在对孩子的“慈”与对母亲的“孝”之间，似乎更加难以抉择，而这背后的根源是，中国老年患者就医，如果是患治疗费高昂的大病或重病，其就医行为中的伦理问题就不要以个体为对象来看待，而是要以群体为对象去看待和解读。

【建议】

1. 提高政府对老人和儿童的社会权益保障，特别是医保不能覆盖的人群，要适当考虑调整对重大疾病、恶性疾病的报销政策。本案例的关键词是医疗费用，换言之，当医疗费用来源充裕时，本案例描述的情况可能会大大减少。

2. 在条件允许的情况下购买商业健康险，作为减轻医疗经济压力的补充途径。

3. 当老人决意放弃治疗，可考虑转到临终关怀医院度过生命的最后阶段。一方面到临终关怀医院能够较好地开展姑息治疗，更重要的是，让老人有尊严地离去，也是表达这个

家庭对老人最后的感恩与回报。

【案例】一名患者，一个手指在工作时离断，医生判断有机会为其再植成功，也为其设计了最省钱的诊疗方案。但患者作为外来务工人员，非常希望以最快的速度处理，以便早些开始工作挣钱。因此，他拒绝了医生这个要2个月恢复期的治疗方案，只要求简单缝合，这样他显然损失了一节手指，却可以早1个多月挣钱了。——摘自东方卫视大型急救纪实真人秀节目《急诊室的故事》

【分析】在这个案例中，自主原则与无伤害原则发生了冲突。医务人员已本着无伤害原则，给出了患者最佳的诊疗方案，也做到了有义务协助患者获得依自己的选择所能得到的最佳益处，这也是符合尊重原则的。

【建议】社会和家庭应当通过各种途径给予外来务工人员以帮助，解决他们的困难。

四、医院硬件环境导致的老年患者就医环境伦理问题

在本章中，医院硬件环境导致的老年患者就医环境伦理问题侧重关注医院在服务老年患者过程中，各项硬件设施建设的情况，主要包括服务窗口设计、无障碍设施、辅助设备供给、休息区域规划、医疗建筑的采光通风等内容。医院环境设施的完善程度直接关系着老年患者的就医选择与就医体验。

【案例】患者，女性，68岁。患有心脑血管、糖尿病等多种常见老年慢性疾病，因此每隔一段时间她都要去家附近的医院去就诊、开药。但是对她而言，来医院并不是一件轻松的事情。因为她家附近的医院历史比较悠久，门诊楼是20多年前建成的，部分设施已经不能满足老年人的需要，环境嘈杂，空气流动性差，人流拥挤，缺少无障碍设施，使得老人每走一步都小心翼翼。老人担心因治病而致病，也担心因治病而致伤。

【分析】各医院由于历史原因和现实的政策、经济原因，硬件设施条件和状况不尽相同。但是老年群体有其特殊的需求，完善的无障碍设施、较好的通风环境、便捷的辅助设施以及舒适贴心的就诊氛围都是老年患者所需要的。因此医院应当逐渐完善老年患者就诊所必需的硬件设施。

【建议】

1. 加强出入口、服务窗口、坡道、通道、电梯和卫生间等重点部位的无障碍设施建设，在候诊区、取药处等公共等待区域加设老年人专用座椅，并用醒目的标识区别。有条件的医院要开辟独立的老年人专用就诊区域，并设导诊人员。开设老年人专用窗口，张贴

醒目标识并配置老花镜，或者在普通窗口张贴“老年人优先”标识。

2. 医院环境尽可能适应老年患者心理需求，接近居家环境，以缩短患者从家庭到医院的心理距离和适应过程。研究表明，接近家庭的、绿色的就诊环境能使人呼吸均匀，血流舒缓，紧张的神经系统得以松弛，对高血压、神经衰弱、心脏病和呼吸道疾病能起到间接的治疗作用。

3. 扩大老年医疗建筑内部的绿化覆盖面积，对医疗建筑空间和细部设计进行园林化和艺术化处理，在原本封闭、幽暗的CT、MRI、加速器治疗等功能检查房间，布置灯箱式心理窗、天棚彩画和人造绿色植物，营造出温馨的室内空间，辅以舒缓的音乐、人性化的家具，有助于提升就医体验。

4. 老年医疗建筑环境舒适性设计的重点在于公共空间设计，如门诊大厅、休息厅和走廊空间。或高大开敞，或柔和宁静，或引入自然光和室外景观的独特公共空间，能创造出与传统医疗建筑环境不同的空间感受，对于改善医疗环境气氛，调节老年患者的不良情绪起到积极作用。

5. 门诊大厅可以通过通透的玻璃幕墙借助室外园林景色，导医、问询安排在接近入口的合适位置，指示标识醒目，线路清晰易找，业务办理台前安排足够数量的排椅，配备叫号服务器，这些措施可进一步提升服务水平。

第十章 医患关系中的伦理问题分析及应用

老年医学中医患关系是医务人员与老年患者在医疗实践活动中围绕着健康权和生命权而形成和展开的一种特定的人际关系。从伦理学的视角看，医患关系也是一种道德关系。医务人员在面对老年患者将健康和生命相托时，既要遵循医学伦理学的基本原则，又要考虑老年患者的特殊性，发扬我国传统“孝道”文化精神，自觉维护老年患者权利，履行医生道德义务，加强与老年患者的有效沟通，认真落实知情同意权益，实施多学科团队诊疗，妥善处理医患关系中的伦理问题。老年患者及其家属在就医活动中也应遵循伦理道德和法律法规，尊重医生的权利，履行患者的道德义务。医患双方共同努力建立起相互尊重、信任、理解、和谐的医患关系。

第一节 医患关系概述

一、医患关系的定义

著名医史学家西格里斯说过，“每一个医学行动始终涉及两类当事人，医师和病员，或者更广泛地说，医学团体和社会，医学无非是这两群人之间多方面的关系”。也就是说医患关系分为狭义和广义两种，狭义的医患关系是指医生与患者之间的关系；广义的医患关系是指以医生为主体的医方与以患者为中心的患方之间的关系。老年医学中的医患关系更多的属于广义的医患关系范畴。

二、老年医学中医患关系的特点

老年医学中医患关系的特点除了具有现代医学中医患关系的信托性、契约性等基本性质外，还具有复杂性和共同参与性。

（一）复杂性

老年医学中医患关系的复杂性是由老年特殊的年龄阶段所决定的。人随着年龄的增长而变老，人体的器官亦随之发生退化性改变，从而导致了老年人多系统功能障碍，多器官功能减退，多病共存。医院一个专业科室诊疗一种疾病的诊疗模式已不能满足老年人一体多病的就医需求。20 世纪 70 年代，美国医学界开始培训老年病多学科团体，对老年患者采用多学科团队的诊疗模式。这种诊疗模式是由多个专业的临床医师、个案管理护士、康复师、药剂师、营养师、心理医师、社会工作者等人员共同对老年患者的疾病、功能、心理和社会方面进行综合评估和诊治。老年患者就医时接触的不只是医生个体，而是一个医疗团队。老年患者就医时也不只是患者本人，而是有多位亲友陪同，并参与就医全过程，从而形成了复杂的医患关系。

（二）共同参与性

老年医学中医患关系的共同参与性是由现代医学模式的特点所决定的。医患双方在疾病诊治的过程中有着相等的权利和地位，有着治好疾病的共同愿望和要求，并且双方能相互尊重，通过共同协商，制订出最佳的治疗方案。在慢性疾病的防治中医方扮演的是指导者、帮助者、教育者的角色，患方在疾病诊治过程中体现了主体性和客体性的双重身份。现代医学的医疗服务模式已由生物—医学模式转变为生物—医学—社会模式，疾病防治从以疾病为中心转向以患者为中心，在诊疗过程中需要医患双方的共同参与。

三、医患关系的现状

目前，我国老年医学中医患关系的现状不容乐观，影响因素呈现多元化的趋势，如医疗卫生资源发展不平衡；现行的医疗体制存在弊端；财政投入严重不足，医院运行成本逐年增加；卫生立法和执法不力；社会媒体对医疗纠纷报道失真；医院管理制度不够完善；部分医务人员对患者的人文关怀与交流缺失，医德医风方面存在“红包”、“药品回扣”、“点名手术费”等问题；患者医疗知识匮乏，对医疗效果期望值过高，法律意识淡漠，存在职业医闹等问题；医学伦理道德、社会公德和人际道德规范失衡。这些因素使得医患之间缺乏基本的信任、理解和沟通，医患关系日趋紧张，医疗纠纷日益增加，暴力伤医甚至杀死医务人员的事件不断发生，严重地影响着正常的医患关系的建立与维护。

医患关系的紧张不仅影响到患者及其家属的心理，影响到社会的和谐，而且严重干扰了医院的正常医疗秩序，加重了医务人员的心理压力，降低了医院和医务人员在社会上的声誉和形象。构建和谐的老年医患关系，维护正常的医疗秩序，维护医患双方的合法利益，是需要全社会共同关注的一个严峻的问题。

第二节 医患关系中的伦理问题分析及应用

一、医患关系中的伦理问题

(一) 患者病情和医疗现状局限的矛盾

患者病情常受到一些医疗客观情况的局限，从而影响到疾病的转归。如受现行政策及经济等因素影响而导致医患矛盾出现，医患双方在遇到棘手问题时，应以患者的生命为重，医患双方要相互理解，相互尊重，积极解决问题，必要时借助社会力量。

(二) 医患沟通不良

医患双方常因沟通不良导致矛盾出现，使医生失去信任，由此患者可能丧失或错过最佳治疗机会，使病情加重甚至失去生命，导致医患关系的进一步紧张。

老年患者对医务人员所给予自己的诊治方案有知晓同意的权利。患者的知晓权包括诊断结论、治疗决策、病情预后、成功率、有效率、并发症，特别是诊疗方案的依据、作用、性质、损害、风险、不可预测的意外，及可选择的替代方案及其利弊，实施诊治方案所用的药品、设备、材料及费用等方面的情况。

医生有向老年患者及其家属讲解说明病情、诊断、治疗和预后等情况的道德义务。沟通时医患双方应遵循以人为本、诚信、平等、保密、反馈、共同参与的基本原则，真正做到关爱患者，理解医生，相互尊重及信任。老年患者及其家属经过深思熟虑后有权做出自主决定是同意或是拒绝，并通过相应的方式表达接受或拒绝的意愿和承诺。在得到患者有效承诺后，医生才可最终确定和实施由患者确认的诊治方案。

老年患者的知情同意具有一定的特殊性。有一部分老年患者的知情同意权需要由其家属来行使，因为这部分老年患者存在认知功能方面的障碍，或者文化程度偏低无法理解知情同意的内容，甚至不能在知情同意书上签字。还有一部分老年患者出现性格方面的改变，过于敏感、多疑，甚至偏执，对这些老年患者和家属知情同意的告知医生需付出更多的耐心，首先要进行充分的沟通，使老年患者对医生产生信任感，再进一步让老年患者和家属了解到疾病的诊断结论、治疗的必要性、疾病预后及诊治费用等，对老年患者和家属的询问要给予详细具体的解答，让老年患者和家属听懂并理解，最后做出合适的决定。

（三）不当侵犯医生人身安全权

医生在执业活动中的人格尊严、人身安全不受侵犯，这是医生享有的基本权利。然而，在当下紧张的医患关系中，医生人身安全受到侵犯的频率在逐渐上升，使很多医生行医时常感人身安全得不到保障，对自己的执业生涯产生困惑，究其原因，与医方、患方、社会、政府都有一定的关系。

医疗活动中的主体是医患双方，双方尤其是患方的人文道德修养、医疗知识、法律意识，以及是否履行自己的道德义务，对医疗纠纷、伤医事件的发生起着举足轻重的作用。患者在就医期间有配合诊疗和承担医药费的道德义务，并且要遵守医院的各项规章制度，维护医疗秩序，尊重医务人员的劳动和人格。

二、医患关系中的伦理问题的处理方法

医患关系伦理问题的产生，不排除有卫生政策、立法执法、医院管理等因素的原因，但最主要的因素是医患关系中的主体医务人员与老年患者。那么，医患双方如何建立起相互尊重、信任、理解、和谐的关系，减少医患关系中伦理问题的出现呢？首先，医患双方都要明确各自的法定权利和道德义务。其次，还要明确医患沟通的重要性，尤其是医务人员要熟练掌握沟通技能，充分尊重老年患者的知情同意权。只有医患双方合理地行使各自的法定权利和认真地履行各自的道德义务，实时进行充分有效的沟通，才能最直接最有效地减少老年医患关系中伦理问题的产生。

（一）维护医生的权利与义务

根据《医疗机构管理条例》、《中华人民共和国执业医师法》、《中华人民共和国侵权责任法》、《医疗事故处理条例》等法律规定，医生在注册的执业范围内享受诊治疾病权、拒绝治疗权、宣告死亡权、隔离权、人身安全权、特殊干涉权等十余项权利。医生在享有法定权利的同时更要履行好自己的道德义务，这种道德义务是不以享受权利为前提的，不以有无报偿为条件的，是医生自愿履行的，也是医生职业所必须承担的。医生的道德义务主要有诊断治疗的义务、解除痛苦的义务、解释说明的义务、医疗保密的义务等。医生在诊疗过程中要严格遵守尊重、不伤害、有利和公正的医学伦理学的基本原则。

（二）保障患者的权利与义务

老年患者的权利是指老年人在就医期间所拥有和应享受的权利。根据《中华人民共和国民法通则》《中华人民共和国执业医师法》《中华人民共和国消费者权益保护法》《医疗

事故处理条例》等法律规定，老年患者的法定权利包括生命权、健康权、平等医疗权、知情同意权、保护隐私权、身体所有权、诉讼索偿权等。老年患者在享受法定权利的同时，必须履行一定的道德义务，以保障医疗工作的正常进行，也是对自身健康、他人健康和社会负责。老年患者的道德义务包括保持和恢复健康的义务、积极配合诊疗的义务、承担医药费用的义务、支持医学研究的义务等。老年患者的权利与义务，在一些特定的情况下需要其监护人代为履行。

（三）医患充分沟通

医患沟通是指医务人员与老年患者及其家属在医疗活动的全过程中医学信息的传递过程。医患双方在互动、互补、互谅的基础之上充分、有效地表达对治疗的理解、意愿和要求，医务人员如实地将患者的病情、治疗护理方案、在实施方案中可能存在的风险及意外告知患者；患者在知晓了自己所患疾病的性质、实施治疗方案给自己带来的利与弊后可提出疑问及意见，在对治疗方案完全理解和深思熟虑后，最终做出自己的决定。医患双方在互相尊重的基础上达成共识，最终制订并实施的治疗方案更加适合患者的个体需要，治疗效果更佳。

与老年患者及其家属沟通时医务人员要掌握老年医学伦理问题的特性，如老年是人生特殊的年龄阶段，是心理问题最多发的阶段；老年人对周围环境变化极为敏感；年龄越大越在乎生命的健康与长久；注重生活质量等。要全面了解老年患者的情况（病情、社会心理、医疗费用等）。要给予老年患者更多的尊重、关爱、同情与耐心，沟通内容要详实具体，语言要通俗易懂。

沟通的重要性表现在以下几个方面：①体现对老年患者知情同意权的尊重，发挥患者参与治疗的主动性和积极性。②体现现代医学以医患双方为中心的医患关系形式，增进医患之间的感情交流，加深医患之间的信任与尊重，融洽关系。③促进良好就医氛围的形成和维护，医疗服务质量不断上升，医疗纠纷不断减少，医患关系更加和谐。

医护人员在采用语言沟通时有如下要求：①称呼得体，使用尊称。②部分老年患者性格改变，脾气大，听力减退，理解力变弱，医务人员心态要好，交流要直接，声音要大，语调要温和，语速要慢，语言要恰当，利于理解。③多听少说，听老年患者陈述时神情要专注，适时复述，以验证信息。注意倾听，多些关心与同情。④将心比心，换位思考。适当称赞，满足心理需求。⑤解答问题要耐心、详实具体，不可敷衍。沟通后要观察老年患者的情绪状态，对沟通的感受，对病情的认知程度和对交流的期望值。

医护人员采用非语言沟通时，需要做到如下几点：①形象稳重，仪表、容貌、体态要得体，留下第一个好印象，增加亲切和信任感。②举止大方得体，体现良好的医德修养，增加依赖感。③可多些目光交流和眼神的注视，以表达关切之情。④应与老年患者同喜同悲，在适当场合展示微笑这一世界性语言。⑤身体姿势优雅稳重，适时使用肢体语言，如拍拍老年患者的手背或握手以示安抚。

三、医患关系中的伦理问题分析及应用

（一）病情和医疗现状局限的矛盾

【案例】患者，男性，79 岁。因股骨骨折住院行手术治疗。患者是高龄老人，手术前需要备血。医院考虑到患者高龄，病情又不稳定，积极与多方联系还是无法在患者手术日筹到血。医生将此情况向患者儿子说明，并一同协商解决的办法，最后决定由家属互助献血。但患者两个儿子经检查一个超龄，一个不符合献血条件，其他三名亲属因对献血的恐惧，拒绝献血，导致手术无法及时进行。家属对医院怨气很大，多次和医生护士吵闹。

【分析】

1. 本案中患者的儿子在同意互助献血的方案后，在自己献血不合格的情况下没有让其他家人为其父献血，没有尽到配合医疗的道德义务，没有履行与医生的约定，将备血的难题推向医方。

2. 本案中医方在遇到缺乏血源的问题时，应和家属充分沟通，做好家属的思想工作，告知家属互助献血的好处，消除家属对献血的顾虑，让家属能积极配合医院，共同完成医疗过程，尽快解决老人的痛苦，提高其生活质量。

3. 需管理部门对《无偿献血法》加大宣传力度，加强科普宣传，使人们对献血有科学的认识，消除恐惧心理。

【建议】医患双方在遇到棘手问题时，应以患者的生命为重，医患双方要相互理解，相互尊重，积极解决问题。

（二）医患沟通不良

【案例】患者，女性，67 岁。因“进食哽噎感 6 月，加重 1 个月”到某市医院就诊。诊断为贲门腺癌，在全麻下手术给予经腹贲门根治术。医生术前未告知老年患者术后有可能发生胆汁反流的并发症，术后出现胆汁反流，病情加重，给患者生活造成影响。患者以

市医院未充分告知术后并发症为由起诉该院，要求市医院赔偿各种损失。

【分析】尊重老年患者和家属知情同意权是医学伦理的基本原则。患者疾病诊治过程中的各个环节都直接关系着患者身心健康乃至生命，所以与疾病诊治相关的一切信息，患者和家属都有权知晓，并依据自己的利益和判断做出自主决定。医务人员有义务将患者的病情、治疗措施、治疗风险如实告知老年患者，不可隐瞒或欺骗，并及时解答患者和家属的咨询。同时，对于预定的治疗方案，如确因出现难以预料的情况，从保护患者的利益出发而必须进行更改时，应当提前告知老年患者或者其家属并征询意见，充分尊重老年患者的知情同意权。

【建议】在医疗执业中医务人员应遵循医学伦理基本原则和医学道德规范，真正做到充分尊重老年患者知情同意权。

【案例】患者，男性，72 岁。因前列腺肿瘤（早期）住院。医生根据患者的病情制订了手术治疗方案，与患者及其家属交待病情及签署手术知情同意书的是一位年轻的住院医生。该医生是南方人，说话语速快，过于简单，患者及其家属因此产生了不信任。由于该医生多次催促，患者以为必须要服从医生决定而在手术知情同意书上签字。但患者在手术前一天了解到自己也有选择治疗方法的权利，患者认为手术切除了前列腺自己以后不能自主排尿了，生活会很痛苦，于是决定拒绝手术并要求办理出院手续。患者的主治医生了解情况后亲自找到老年患者，进行了非常友好的有效沟通，对患者的担心做了耐心的解释，患者知道目前是肿瘤治疗的最佳时期，而手术是肿瘤的最佳治疗方案，且手术治疗对以后的生活质量并不一定产生非常大的影响，最后才同意手术治疗。

【分析】

1. 有效的沟通是医生取得患者信任的主要渠道。该住院医生与患者及其家属沟通时对患者的尊重、关爱不够，没有掌握沟通技巧，简单敷衍，多处出错，结果导致患者拒绝手术治疗，这不仅仅是对手术不良后果的担心，也是对住院医生的不信任。对医生而言，取得患者信任是第一位的，而患者的信任很大程度上是在与医生交流沟通的过程中产生。

2. 有效的沟通是医生执业中最基本的技能之一。沟通看似简单，微笑的面容、关注的神情、平等的对话、从患者角度的考虑等，实际上沟通是很复杂的，不仅要有沟通的技巧，还要有对患者的尊重、关爱及理解等良好的伦理道德修养，以及运用科学知识（医学、心理学）、医疗技术、人文智慧的能力，才能做到真正有效的沟通。该主治医生与老年患者的沟通是有效的，弥补了住院医生的不足，老年患者手术才得以如期进行。

3. 有效的沟通对患者也是非常重要的。本案例对患者虽未造成严重的后果，但提示医生与患者有效地沟通是可以改变患者治疗的进程，也可以改变患者的命运。

【建议】对年轻医生执业前的培训应有医患沟通的课程，这不仅是对医生以后执业生涯的必备能力的培养，也是整个医疗行业减少纠纷，改善医患关系和就医环境不可缺少的重要环节。

（三）不当侵犯医生人身安全权

【案例】患者，女性，82岁。住院期间由护工陪同在病区走廊内走动时，腿一发软顺着墙边坐到地上，护士看到立即上前搀扶已经来不及了，后经检查老年患者发生了髋部骨折。老年患者家属来到医院病区后，不问事情的缘由，在病区内大吵大闹，不配合治疗，拒交医药费，认为老年患者在医院跌倒，其利益受到了损害，就该医院来承担各种医药费，并在解决跌倒事件的过程中情绪激动，动手伤医。在医院和公安部门的积极调解下，医疗纠纷才得到解决。

【分析】

1. 跌倒是常见老年综合征之一。众所周知，随着老化人体机能出现退变，骨钙丢失、骨质疏松是人老化过程中常见的表现，并可导致骨骼系统功能障碍。所以，老年人一不小心就有可能发生跌倒事件，跌倒后发生髋部骨折的概率是10%。因此，老年人及其监护人都要倍加防范，跌倒无法预测，只能预防。院方应事先充分告知。

2. 老年患者家属对医疗知识的认识不足，法律意识淡漠。本案老年患者在医院发生了跌倒，其家属没有就跌倒事件与医院进行诚恳、有效地协商，而是采取对抗的态度，隔三岔五到医院闹一闹，干扰医疗秩序，不尽配合诊疗的道德义务，情绪激动不能自控时动手伤医，侵犯了医生人身安全权，触犯了法律，恶化了医患关系。医患双方应换位思考，互相理解对方。

3. 医院奉行救死扶伤的人道主义。医院并没有因为老年患者家属的不讲理，不履行配合诊疗及承担医药费用的道德义务，以及侵犯了医生人身安全权而不顾及老年患者的生命和健康，而是始终奉行救死扶伤的人道主义精神，为老年患者垫资治疗疾病，并为其积极进行康复治疗。

【建议】跌倒是常见老年综合征之一，医务人员应积极地向老年患者及其家属普及相关知识。老年患者一旦发生跌倒，医患双方都要积极救治，共同查找跌倒原因，协商解决。任何过激不道德或违法的行为都无助于问题的解决，只会僵化医患关系。

第十一章 老年医学伦理教育中的问题

随着科学技术的日新月异，人们在崇尚高科技和尖端技术的同时，淡化了医学伦理，忽略了人文关怀。目前随着社会老龄化的快速发展和人类寿命的延长，老年人已成为门急诊就医的主力军。由于老年人生理、病理、心理和社会需求的特殊性，医学伦理学将面临新的挑战和要求，老年医学伦理学在学校教育和继续教育方面也要进行相应的改进和完善。

医学是医术和医德的统一，医学行为是医学科学判断与价值判断的统一，医学实践是医学科学活动与社会活动的统一，而作为医学行为和医学实践之源的医学教育应是科学精神与人文精神的统一。因此，重视医德和医学人文教育呼声日渐高涨，深化医学道德教育，重塑医学人文价值，遵守医学相关法律是当今医学伦理教育的重要任务。

第一节 医学伦理教育的内容

一、医学道德教育的内容

（一）医学道德的内涵

医学道德是一种职业道德，一般指医务工作中的道德现象和道德关系，简称为“医德”。它是社会一般道德在医学领域中的具体表达，是医务人员自身的道德品质和调节医务人员与患者、他人、集体及社会之间关系的行为准则、规范的总和。

在老年医学中，医德的内容则更加复杂。孟子曰：“老吾老以及人之老，幼吾幼以及人之幼”。作为医疗工作者既应该表现出应有的职业道德水准，也应该体现出中华民族尊老的传统美德。

（二）医学道德的范畴

医学道德范畴是一般道德范畴与医学实践相结合的产物，是一般道德范畴在医学职业中的具体应用，也是医学道德实践的总结与概括。它是普遍道德范畴在医学活动中的特殊表现，是存于医务人员内心，指导和约束其行为的一种信念。

1. 医学道德的基本原则　在20世纪80年代的“全国医德学术讨论会”上明确提出了医德基本原则，即“防病治病，救死扶伤，实行社会主义人道主义，全心全意为人民健康服务。”该原则为我医学道德的研究提供了指导和风向标的作用，指示我们在发展医疗、建设医德的道路上应实践与理论并抓，重视人文人道。

2. 医学道德规范　医学道德规范是对医者的道德要求，是医务人员在各种医学活动中应遵守的行为准则。医德规范同时维护医德主体和客体的利益，并确定了相应的义务、责任，它集中体现了医德的本质属性。医学道德规范的内容主要有：救死扶伤，忠于医业；公正与平等地对待患者；诚实与慎言守密；信任、尊重与爱护同行，团结协作；热爱医学事业，不断进取，钻研与发展医学科学技术；廉洁奉公与文明行医等。

国内外主要的医学道德规范包括《医务人员医德规范及其实施办法》、《医学生誓词》等。世界医学会的《日内瓦宣言》、《国际医学道德守则》等。

1988年12月15日国家卫生部颁布《医务人员医德规范及其实施办法》：

（1）救死扶伤，实行社会主义的人道主义，时刻为患者着想，千方百计为患者解除病痛。

（2）尊重患者的人格与权利，对待患者，不分民族、性别、职业、地位、财产状况，都应一视同仁。

（3）文明礼貌服务。举止端庄，语言文明，态度和蔼，同情、关心和体贴患者。

（4）廉洁奉公，自觉遵纪守法，不以医谋私。

（5）为患者保守医密，实行保护性医疗，不泄露患者隐私与秘密。

（6）互学互尊，团结协作，正确处理同行间的关系。

（7）严谨求实，奋发进取，钻研医术，精益求精，不断更新知识、提高技术水平。

（三）老年医学道德规范

老年患者随着年龄的增长，生理和心理均呈衰退趋势，各器官功能的变化和形态上的改变导致各系统功能降低。心理方面认知和个性的改变，使情绪上更易空虚失落，这些共同产生了老年患者的特殊性。由于老年患者的特殊性，老年医学道德规范应注意以下几点：

1. 尊重与耐心　尊老敬老是人们内心达成的共识，也是基本的社会道德规范。老年人因为其丰富的生活阅历和工作经历，从心理上更加渴望被人尊重。同时由于患病后的复杂心理变化，精神紧张焦虑，以及由于病痛带来的日常生活改变、行动不便、忧郁痛苦，更需要老年医务人员感同身受的理解和尊重，这样更利于老年患者对医疗的配合。老年患者因退行性或病理性的视力、听力下降，反应迟钝等原因，也需要老年医疗工作者切身地给予其超出普通患者的耐心和体贴，特别是在询问病史、体格检查时应不厌其烦地叙述和解释。医务工作者的认真与耐心可以帮助老年患者得到尊重感和安全感，帮助其建立战胜病魔的信心。

2. *精确的判断* 一般来说老年患者普遍存在多种疾病共存现象，并发症较多，症状多不典型，且病程较长。同时老年患者脏器的储备功能低下，免疫力下降，内环境稳定性差，一旦出现应激因素，如感染或创伤，病情就会迅速恶化，原来处于相对平衡状态的某些脏器功能，容易在发病后短期内迅速衰竭。而且老年患者药物敏感性差，用药和手术的禁忌证多，容易出现副作用。因此要求老年医疗工作者对诊断和治疗尽量明察秋毫，可以采取多学科协作诊疗模式，共同制订治疗方案，尽量避免漏诊、误诊。

3. *重视健康教育* 老年患者有其多年固有的生活习惯和脾气秉性，对其进行治疗的同时应了解和掌握其生活习惯的特点，针对不健康的生活方式，医务人员应予以劝告和教育，同时引导其掌握健康的生活理念和树立正确的生死观。让老年患者认识到早预防、早发现、早治疗的原则，让老年患者懂得生老病死是人类不可抗拒的自然法则，帮助老年患者养成健康的生活方式，让其做到起居规律，饮食节制，戒除烟酒，注意卫生，乐观开朗，主动参与健身锻炼，增强自我保健意识。对患者医疗与教育并行，有助于提高依从性，促进其身心健康。

4. *优化生活环境* 老年患者由于习惯的社会角色发生变化引起失落感、衰老感和空虚感，甚至自怨自艾，自暴自弃。因此必须加强保健工作，特别是中长期照护工作更为重要。从个人卫生上的洗头、洗足、剪指甲，到饮食上的调节，起居的规律，气候的变化，季节的交替，冷暖的舒适与疾病的诊治，每一个环节的操作规程都应适合其个性特点和要求。在医院或家庭都要有一个和谐的环境，这对老年人安度晚年有不可估量的意义。

（四）医学道德与医学伦理学的关系

“伦理”与“道德”在通常的语境和注释中易于混淆，在伦理学中，它们是有差异的。道德表达的是一种精神，伦理表述的是社会规范，道德是伦理的精神基础。道德是“你最好应该怎样”；伦理是“你必须应该怎样”。

医学道德既是医学伦理学的研究对象，也是整个医学伦理学学说体系的核心概念。医学伦理学是人们在医学道德发展过程中，对医疗道德不断地探索、争论和思辨，而最终积淀出的成就。简而言之，医学是人们的一种实践活动，医德则是人们在这种实践活动中追求的一种应当实现的职业生活方式，医学伦理学是医者对这种实践和生活方式认识的产物。

二、医学人文教育

（一）医学人文内涵

“人文”一词源于拉丁文“humanists”，即人性与教养，包括了人类的文化、知识、宗教、信仰、道德、法律、文学、艺术乃至风俗习惯等，凡属人类精神活动的内容皆包括其中。唐代医学大家孙思邈曾提出：“凡大医治病，必当安神定志，无欲无求，先发大慈恻隐之心，誓愿普救含灵之苦”。同时提出，欲为“大医”者，除医学知识外，还需要涉猎五经、三史、诸子百家等。

医学人文内涵要求医护人员知道医学活动面对的受体并不是单纯的疾病，而是活生生的人。人性的复杂在于它不仅有自然属性，还包括社会属性和精神属性。因此，医学人文内涵首先体现在敬畏生命、关爱生命和维护人固有的生命健康权。在医疗实践活动中，一方面医务人员应以敬畏、关爱生命的心态去面对患者，急患者之所急，维护患者生命健康；另一方面要正确处理医学科学技术和医学人文的关系，即医学科学技术作为方法和手段为医学人文服务，医学最终的评判标准不是其技术，而是人文目的。

（二）医学人文教育宗旨

医学人文教育是旨在适应医学发展，体现“以人为本”的核心价值观，实现医学人文价值和医学根本宗旨，关爱生命、关注健康、减少疾病，以培养医学人才人文素质、人文精神，提高医学人才整体综合素质和创新能力为目标，促进医学教育从单纯强调科学教育到实现科学与人文相互融合的教育的转变。

（三）医学人文教育的意义

英国哲学家默顿·怀海特曾说过：“没有纯粹的技术教育，也没有纯粹的人文教育，两者缺一不可。”“科学技术是桨，人文精神是舵”，二者缺一不可。只有把科学技术的传授和人文精神的教育有机地结合，并充分地融入所处的时代背景中，融入所涉及的专业环境中，以人为本，全面、协调、可持续地发展，才能确保教育的目的和效果。

医学人文教育已经成为现代医学教育中不可或缺的组成部分，在医学教育中具有重要的基础性地位。医学人文教育不是一次性终结的教育，它要贯穿整个医学教育的过程，是全方位的立体教育。它涉及学校管理者教育观念的更新、课程体系的合理设置、教师队伍的建设、医院文化环境的营造等方面，有赖于在学校的教师和工作单位的继续教育人员共同参与下，融合学校课堂教育、医院医疗工作、社会实践等形式的整体推进来实施，从而达到培养出有道德，有职业操守的医疗人才。

第二节　医学伦理教育中的问题

近年来，层出不穷的医患纠纷凸显了伦理、法律与医疗之间的内在紧密联系，正是由于医学学科的特殊性，不仅要求医者具备合格的医术，同样需要具备相应的职业道德并充分掌握相关法律知识，才能最大限度地避免和缓解医患矛盾。但是长期以来医学伦理教育仅作为医学院校选修课，在工作后的继续教育中也易被忽视。

一、学校对医学伦理教育重视不足

我国医学院校的医学课程中伦理道德类学科一直是一类边缘性学科，系作为选修学科来设置的，在有些院校甚至被思想政治类公共课所替代。我国现行的教育体制为文理分科，分割了科学技术类学科与人文思想类学科，使得医学类院校在教学中过分注重培养学生的医学专业知识和临床操作技能，而忽略了对学生的医学伦理观、价值观等人文素质的培养。同时由于人文教育的成绩难以具体衡量，量化考核困难，使以分数作为评价指标的学校教育更加忽视了对医学伦理学的教学和考查，导致学生只重视专业理论的学习与技能的实践，对医学伦理知识学习和医学人文思想的建设漠不关心。医学生虽然具有良好的医学专业知识和技能，但缺乏必要的人文素养所以难以应付和处理复杂的人际关系，在处理医患关系时往往无所适从。综上所述，在医学院校里思想教育与医学实践教育脱节的现象普遍存在。

虽然医学相关法律的教育普遍受到了关注，但重视程度依然不够，这使得医学院校的法律知识的教育明显滞后于专业知识教育，一些教师本身对于法律的观念和认识就存在偏差，使得医护学生进入临床后往往只从医学角度考虑问题，而欠缺伦理道德和法律意识。

二、医疗机构伦理教育尚不规范

在临床医学实践中，临床医师往往由于工作繁忙，只重视对住院医师及实习学生在相关专业知识和技能的培养，在医学伦理和法律方面的继续教育存在不足，缺乏规范的统筹和系统医学伦理继续教育的安排。教学方法刻板、填鸭式的灌输课本上的规范和条文，既缺乏对伦理和法律知识学习的兴趣，又难以联系实际，学习效果欠佳。部分医疗工作者在临床医疗工作中缺乏对患者的耐心和同情心，收取不正当收入，违规违法操作等还会对学生产生不良的示范作用。

三、医务工作者自我伦理教育意识不足

社会的大环境与医务工作者本人的道德素养，都对其自身医学伦理道德素养的形成和

发展起到了至关重要的作用。然而，在时代的变革中急功近利的思想充斥社会，金钱至上的观念深入人心，必然导致有些人因抵制不住物质的诱惑或对人冷漠而做出违背职业道德的行为，加上媒体的炒作和放大，近年来有关医疗行业的负面新闻层出不穷，这也为我们医务工作者敲响了警钟。另外，随着科技的进步和交流的便利，更多的新设备及新技术的引进，也相应地带来了与之伴随产生的伦理问题。在新设备和技术的选择应用中，与传统应用产生矛盾时，如何避免不专业的社会导向，抵制在利益导向下的人为选择，是医务工作者应该思考和重视的问题。另外，医务工作者应时刻注意自己的言行，在工作和生活中重视伦理和法制意识方面的自我提升，从内心深处感召自己的良知，升华自己的专业伦理道德水平，做到内化于心、外化于行，以一个合格的医务工作者应有的道德水准要求自己是从业者义不容辞的行为。

第三节　伦理教育问题的分析及应用

一、加强学校教学中的医学伦理教育

医学院校一般都是重医学轻人文，把伦理道德等人文类教育定位于拓展学生与就业相关的专业知识教育。人文传统教育被削弱，医学科技教育取代了人文教育，专业教育基本取代了人格教育，这是现今医学院普遍存在的现实。道理上，医学教育作为培养医学人才重要途径，不仅需要向学生传授医学理论知识和基本技能，更应该加强人文素质教育，培养他们具有良好的人文素养和人文精神，学会如何尊重人、关爱人，这是医学教育的本质要求。只有充分意识到人文素养在医学人才培养方面的重要价值，才能真正摒弃专业教育的培养模式，培养出健全人格的医学生。通过增设人文专业课程和加大人文专业考核的力度，是引导学生在校期间提高医学伦理道德和法律观念的有力手段。在课程设置方面，调整原有的不合理现象，提高人文普法类课程在学生课程中所占比例，增加实用性为主的课时，并提供人文类选修课，使学生有的放矢。并在医疗专业课程中加大与人文、法律的融合和渗透，让人文意识与法制观念在学校教育中潜移默化地深入人心，才能促进学生在潜意识中将自己的情感与人文法制相融合，真正地掌握人文精神和法制观念的核心思想。

【案例】 护士长带领一位临床见习的学生给患者取静脉血化验，虽然护士长事先给学生讲解了静脉穿刺的要领，但是由于老年患者血管的问题加之学生临阵时仍有些紧张，实习生第一针未能穿刺进入血管，第二针又将血管刺破，因此双手有些哆嗦。实习生心想：“不

取出血来绝不罢休！”于是镇定一下又准备要穿刺第三针。此时，护士长将针要了回来，并说：“你考虑过患者的痛苦没有?”实习生带着一股怒气拂袖而去。护士长一针取出血来，并对患者说：“对不起，让您受苦了!”患者却不以为然地说：“没有关系，培养学生也是应尽的义务。”片刻，实习生又返回，并羞愧地对患者说：“我是实习生，由于技术不熟练给您带来了痛苦，请您原谅!”患者却严肃地说：“有点痛苦算不了什么，不过要记住：你们服务的对象是人，不是标本!”实习生点了点头。然后，患者又说：“好了，不要紧张！我仍然支持你们的实习，技术会慢慢熟练的，我相信你将来会成为一名优秀医生。”实习生连声说：“谢谢、谢谢!”而后离去。

【分析】

1. 实习生给患者静脉取血两次未成功，但由于虚荣心不顾及患者的痛苦，而把患者当成“活标本”，欲再次取血，虽经护士长提醒也未猛醒，反而带着不服气的情绪而离去，这说明实习生缺乏基本的同情感。后来，实习生醒悟过来，对自己的行为感到内疚而主动地去向患者道歉，这是认识上的转变，是值得肯定的。

2. 护士长体谅患者的痛苦，严格要求学生，这是责任心的体现。

3. 患者密切配合学生实习，履行了培养医生的社会义务，并且不计较个人的痛苦，以诚挚的态度教育、鼓励和信任学生，这是道德高尚的表现。

【建议】

教师在教学和实践中应该加强灌输学生医学人文思想的理念，使学生知道自己治疗的不仅是疾病，而是患者本身。

实习生在加强自身技术的同时，在治疗的过程中应该逐步学习和体验从患者的角度思考，更多地理解患者，体谅患者。这样才能将临床治疗做得精益求精，做一名合格的医务人员。

医务人员对于配合临床教学的患者应严格遵守医学伦理原则并给予尊重和感谢。

【案例】某患者是一位年轻的未婚妇女，因阴道出血过多而住院，她主诉子宫出血与她的月经有关，而且去年发生过几次。一位正在妇科实习的医学生和她关系融洽，在一次聊天时谈及病情。患者说：“你能为我绝对保密吗?”在医学生保证为她保密的前提下她才向学生道出实情，说自己怀孕了，服了流产药物后造成出血不止。此后，医学生向患者解释说不能为她保密，必须向主管医生说明情况，如果医生不了解患者真实情况，就不能给予适当治疗，这样会发生危险。

【分析】

1. 患者有向医生如实告知实情的义务。

2. 任何人都有为朋友保守秘密的义务。

3. 在面临涉及一般道德伦理的问题时，可能会与医学伦理基本原则相冲突，该医学生面临两种选择，任何选择都有它的理由。保守患者的秘密，尤其保护患者的隐秘是医务人员的义务，也是一种职业道德。然而，当保守患者秘密的原则和患者治疗的需要之间存在冲突时，如果医学生纠缠所谓的绝对保密，置患者治疗的需要于不顾，那么保守秘密就失去了它的意义所在。保守患者秘密的目的，一方面是为了尊重患者的权利；另一重要方面在于有利于治疗。

【建议】考虑到医学生在医院中的角色和患者治疗的需要，必须让主管医生知道患者的实情，以便于治疗，最好是尽力劝说患者自己告诉主管医生。

【案例】一位三年级医学生到某教学医院实习，带教老师告诉他在患者面前一律自称大夫。某天查房之后，一位患者对这位实习生说："今天我真幸运，没有遇到实习生来实习，我绝不允许一个实习生来给我检查治疗"。

【分析】

1. 带教是教学医院的重要任务之一，在教学医院住院的患者有接受实习生实习的义务。

2. 实习生应该坚持边服务边学习，在服务中学习和提高，虽然实习给患者带来一些麻烦和痛苦，但患者应该积极支持医学后备力量的培养。

【建议】当患者未询问实习生身份时，可以不告诉患者，但一旦问起应如实相告。充分与患者沟通，取得理解和信任，一般患者会接受实习生，即使有个别患者拒绝实习生检查，可以耐心解释，但是最终还是要尊重患者的自主性。

实习生或住院医师应严格遵守相关法律法规，须在主管医师的认可下，方可对患者进行检查或治疗，避免触犯相关法律，引发医患纠纷。

二、强化医学伦理及法律师资队伍的建设

学校教育是推广伦理教育和普及法律教育的根本，所以强化教师队伍的建设是提高学生在校期间医学伦理素养的基础，教师的言行举止、道德品质将对医学生有着直接的影响，他们是学校人文精神的传播者和体现者。所以，要提高学生的伦理和法律素养，首先要提高教师自身的素质，定期举办一些相关知识讲座，向教师推荐有价值的书籍，加强教师与其他院校的学术交流，多角度开拓教学视角。其次要通过有丰富经验的临床医师对在临床治疗中的规范流程进行详细解析，尤其要阐明如何处理涉及风险的关键点，使学生在今后的执业中重视相关的要点。同时应该保证从事医学伦理学及法律学教师的数量，并可以聘请专业的法律顾问、律师、医政管理人员，从法律专业层面剖析相关的法律条文，用实际案例讲解已发生的医患纠纷，可以更好地使学生学会规避法律风险。

【案例】2014 年在某学校的考研辅导过程中，身为泌尿外科主治医师的兼职教师李某在课堂上大谈自己如何利用医疗体系漏洞非法牟利的“暴利秘诀”，并诱导学生如何非法谋取不正当利益。此事被媒体曝光，媒体采访该教师，该教师辩解称自己的行为是为了激励学生努力学习。

【分析】

1. 学校是教书育人的神圣殿堂，学校如未能严格把关，致使教师在教学中对学生进行不良导向性的教育，将会对学生的职业和人生产生负面影响。

2. 未踏入社会的青年学生，人生观、价值观并未成熟，作为被教育的主体，学生相对来说是易受到诱惑而动摇伦理和道德观念的。

【建议】

1. 学校应严格把关，审查教师的教学内容，充分把握教学的正确导向性，坚决避免出现此类误人子弟、败坏行业风纪的教师在课堂上公然宣扬此类内容。

2. 身为学生应该有自己的主见，对正确的社会观、价值观加强认识，抱定坚定的、良好的职业道德和职业信仰，不为外界不良影响所动摇，并对此类违反法律、违背医学伦理、违背职业道德的言论和行为坚决抵制。

三、发挥受教育者的主观能动性提高学习兴趣

通过文献分析可知，学生普遍对采用现有的教学方法学习伦理规章和法律条文感到枯燥无味。兴趣是最好的老师，提高学生对法律知识学习的兴趣是法律学习的有效途径。应使学生养成良好的学习习惯，自发的获取课外信息，拓宽知识视野，不断加强个人的伦理道德修养，掌握依法安全操作规范。同时创造或借鉴其他学科中教学的先进手段，打破现有教学体制的桎梏，从以教为中心转变为以学为中心。

（一）案例教学

在教学中由教师通过多媒体手段，向学生播放针对性选取的典型案例视频，学生观看后可根据资料进行情景再现，重现医患冲突或庭审现场，组织学生对案例所涉及的法律条文进行分析，使得学习的过程更加生动形象，并可激发联想。

（二）开展竞赛

在学校教学及医院再教育中，通过定期举办知识竞赛的模式，激发医务人员及学生的

主动学习动力和竞争的意识，强化医务人员及学生对相关法律条文的记忆，并可通过竞赛的不同题型，使答题者举一反三，拓展学习。

也可组织学生进行分组辩论，根据辩论题目，展开辩论赛，不仅可以通过辩论加深记忆，同时促进了学生对法律意识的深刻理解。

（三）强化带教

强化带教教师在临床实践中言传身教的模范带头作用，在接诊、治疗等过程严格遵照法律条文，带头学习法律，增强医学生及青年医生依法执业的意识，充分地认识医疗过程中的权利及义务以及应遵循的职业道德、伦理及法律法规，使学生能够在今后的执业过程中自觉地把习得的知识内化于心、外化于行，成为自觉遵守职业伦理、法规的合格人才。

四、伦理与法制教育有机结合

在医学实践中，法律是医学实践行为的基本指导和底线，因此，医学伦理的学习和应用离不开法律的约束，同时是法律之外的补充。医学伦理教育不是单一的独立的阶段性的教育，在教学中将医学伦理与相关的法律有机结合，使学生对伦理与法律知识的习得相辅相成，促进了学生丰富学习的成果。如同将专业技能转化成临床实践操作能力一样，将伦理与法制的知识转化成在医疗实践中能够融会贯通、应用自如的能力是教育的根本目标。

（一）在教学计划中使伦理与法律相生相长

在教学计划中，课程的设置应避免医学伦理课程与法律课程相对独立和间隔时间较长的情况。在实际教学条件允许的情况下，可以将法律课程与伦理课程平行设置或相互穿插，在法的起源、本质、特征、作用，法律规范和法律关系、法的运行和发展规律的教学中，可以结合医学伦理的相关内容，便于学生从基本概念和原则上认识法律与伦理的本质及不同处。在学习宪法和其他部门法，如行政法、民法、刑法、经济法、婚姻法、诉讼法等知识的同时，医学生专业法规知识教育更应加强，如卫生法、传染病防治法、病历书写规范、处方质量要求、医疗安全教育、《中华人民共和国执业医师法》、《医疗事故处理条例》、《医疗机构管理条例》、《中华人民共和国护士管理办法》、《民法通则》中有关公民法人权利与侵权行为及民事责任的内容、《中华人民共和国刑法》等，结合《日内瓦宣言》、《国际医学道德守则》、《人体生物医学研究国际伦理指南》、《生物医学研究审查伦理委员会操作指南》、《世界医学大会赫尔辛基宣言》、《药物临床试验质量管理规范》、《医疗器械临床试验规定》等医学伦理守则及行为管理规范。通过课程的合理设置，理论传授和案例评析，让学生能够全面了解医事法律的相关内容，并运用医事法律法规、医事伦理道德分析和解决医患矛盾，使学生能够在该方面建立科学合理的知识结构。

（二）建立良好的心理辅导和咨询机制

针对医学生和住院医师的心理状况，部分人由于对法律和伦理的认识不足，盲目而莽撞，无所忌惮，部分人出于对法律的畏惧而畏首畏尾，过于谨慎持重，这些心理都影响了医学实践行为及医学科学研究。建立良好的心理辅导和咨询机制，把握医学生的心理状态，是避免出现上述状况的有效措施。可以通过开展心理健康知识讲座从医学伦理及法律上给予学生咨询及帮助的同时，开设心理咨询服务，用积极心理学理论引导学生，帮助其产生对法律和对伦理的正确认识，缓解其工作和学习中的压力，促使其形成健康向上的心理，学会控制情绪，从内心提升对于法律和医学伦理的认可度和遵从度，从而自觉提升对于法律和医学伦理的重视程度。

第十二章　老年医学科研中的伦理问题

现代医学科研的发展，在造福人类的同时，也出现了很多违背医学伦理的事件。如何正确解决医学科学研究的道德与伦理问题，也成为科学研究的前提。在强化医学工作者伦理道德的基础上，要发挥医学伦理对医学科研的指导与规范作用，使临床科研中受试者的利益得到尊重、不被伤害，隐私得到保护，充分地知情同意。老年人有生理、病理、心理和社会的特殊性，针对老年人的临床科研不可避免地涉及特殊的伦理问题，处理好老年医学临床科研中的伦理问题将有利于老年医学的发展。

第一节　医学科研伦理概述

医学科研伦理是指医务人员和科研人员在医学科研的实践中调节与他人、集体、社会等之间各种关系的行为规范或准则，它贯穿医学科研的全过程。

一、医学科研伦理的内容

医学科学研究作为生物医药科技进步发展的基础，是为发展医学、防病治病、增进人类身心健康服务的。临床试验即人体试验，是生物医药科技进步的必经环节，任何经过动物实验的新药物、新仪器和新的治疗方法最后都必须经过人体试验才能进入临床应用。随着基础医学的发展，生物医学技术应用日益广泛，而相应的临床试验又要以人体为研究对象，这必然牵涉到受试者的权利尊重与保护问题。现代医学伦理学更多地涉及患者、医务人员与社会价值的交叉与冲突，引发医学伦理方面的种种矛盾和冲突。要解决这些矛盾和冲突就必须利用现代伦理学原理，对开展临床人体试验的医疗机构（包括研究机构）和受试者关系以及他们的道德行为方式、各自的责任和权益等进行研究，并进行必要地规范及处理，切实保护各自的利益，特别要遵循受试者利益第一原则。

在当今临床试验工作中，医学伦理学还牵涉到许多基础医学科技成果的转化和临床应用，如分子生物学的基因诊断与基因治疗，即便很多项目在实验室或在动物体内的疗效已经得到肯定，但有些通过非法手段或不符合医学伦理学要求，在患者不完全知情的情况下在患者体内进行的临床试验，虽然证明了临床疗效，但这样的手段能否在临床推广应用从伦理学角度来说还有待于评估。以下的案例供读者思考。

【案例】2012 年 8 月 30 日国际环保绿色和平组织表示，美国一科研机构发布了其对 24 名中国湖南省儿童进行转基因大米人体试验的结果。该项研究旨在检验美国先正达公司研制的转基因“黄金大米”对补充人体维生素 A 的作用。这项研究共选取了 72 名 6~8 岁的健康儿童，受试儿童全部是湖南省衡阳市一所小学的学生。研究者令其中 24 名儿童在 21 天的时间里每日午餐进食 60 克“黄金大米”，并对其体内维生素 A 含量进行检测，得出的结论是黄金大米与维生素 A 胶囊效果相当。对此，绿色和平组织表示强烈谴责。卫生部要求中国疾控中心立即开展调查。中国疾控中心成立了由主要负责人牵头的专门工作组全面调查事情真相，还成立了专门的科学审查委员会，认真核查相关科研档案，并与论文涉及的相关单位进行了沟通，收集有关资料，对论文中提及的一些主要内容进行深入了解和逐一核查。中国疾病预防控制中心等部门 6 日公布的调查情况通报称，“黄金大米”试验的确于 2008 年 6 月在江口镇中心小学开展，有 25 名儿童于当年 6 月 2 日中午食用了 60 克“黄金大米”米饭。据相关规定，相关责任人被处理，25 名食用黄金大米的儿童，每人获得补偿 8 万元。中国疾控中心、浙江省医科院和湖南省疾控中心对此次事件造成的不良影响已深表歉意，并表示将以此为戒，进一步加强科研项目过程监管，完善内部规章制度，加强法律法规、科研诚信、职业道德和医学伦理教育。

【案例】2001 年起广州某脑外科医院根据省卫生厅批准的科研立项，用立体定位技术、激光导向仪和射频仪毁损双侧伏隔核进行毒品戒断治疗。该院对每例手术收费 2 万~4 万元。2004~2005 年短短的一年多时间，该医院已经开展了近 200 例手术。这项脑外科戒毒手术要求患者入院时要签一份“入院知情同意书”，说明“本人自愿入住××医院手术戒毒，我已知晓‘住院规则’和医护人员为我安排的治疗方案及应承担的风险，我愿意配合医护人员对我实施的治疗”。随后卫计委紧急叫停了这些脑外科戒毒手术。

二、临床科研与医学伦理的关系

临床科研是以人类疾病为研究主体，以医院为主要研究场所，探索疾病的发生、发展及防治规律，旨在发现有益于人类健康的新方法的科学实践活动。而现代医学研究的迅猛发展，在造福人类的同时，也出现了很多违背医学伦理的事件。如何正确解决医学科学研究的道德与伦理问题，也成为科学研究的前提。

临床科研与医学伦理之间存在着互为促进、互为影响的联系，要协调好两者之间的关系，推动和发展现代医学科学研究，首先需要保障患者的利益。在强化医学工作者的伦理道德的基础上，完善医学伦理对临床科研的指导与规范，给予医学科研宽松的环境，促进医学研究的发展。

三、医学伦理审查的必要性

临床医疗和生物医学研究的最终目的是为了人的需要，因此人体试验就是不可避免的。目前我国的医学事业发展十分迅速，与国际先进水平的差距正在缩小。国家食品药品监督管理局在2003年颁布了《药物临床试验质量管理规范》（Good Clinical Practice，GCP），依据规范要求从2004年开始对国内承担临床试验的医疗机构进行资质认证，其中一个必备条件就是成立独立伦理委员会。最初成立伦理委员会是根据开展药物临床试验的需求，审查内容大多以临床试验为主。随着一些新技术、科学研究的申报需求，伦理委员会也会对一些技术、科研、器官移植进行审查，但是除了卫计委在2007年颁布了《涉及人的生物医学研究伦理审查办法（试行）》和SFDA在2010年制定了《药物临床试验伦理审查工作指导原则》以外，目前伦理审查工作的具体操作规范仍然缺失，这将对我国医学研究的发展形成制约。

医院伦理委员会的建立，目的是强化医务工作者的道德教育，增强其道德观念。从道德建设的发展看，医院伦理委员会的建立，为医学伦理学的发展奠定了坚实的理论和实践基础，也为医德医风建设、社会道德建设创造了良好的环境。

四、临床研究的伦理基本要求

1. 尊重和保障受试者自主决定同意或者不同意受试的权利，严格执行知情同意程序，不得使用欺骗、利诱、胁迫等不正当手段使受试者同意受试，允许受试者在任何阶段退出受试。

2. 对受试者的安全、健康和权益的考虑必须高于对科学和社会利益的考虑，力求使受试者最大程度受益和尽可能避免伤害。

3. 减轻或者免除受试者在受试过程中因受益而承担的经济负担。

4. 尊重和保护受试者的隐私，如实将涉及受试者隐私的资料储存和使用情况及保密措施告知受试者，不得将涉及受试者隐私的资料和情况向无关的第三者或者传播媒体透露。

5. 确保受试者因受试受到损伤时得到及时免费的治疗和相应的补偿。

6. 对于丧失或者缺乏能力维护自身权力和利益的受试者（弱势人群），包括智力低下者、精神病患者、囚犯以及经济条件差和文化程度很低者，应当予以特别保护。

五、伦理审查主要内容

（一）试验方案的设计与实施

1. 试验符合公认的科学原理，基于文献以及充分的实验室研究和动物实验。
2. 试验设计与试验目的相关，对照组设置合理。
3. 要有受试者提前退出试验的标准、暂停或终止试验的标准。
4. 试验实施过程中要有监察和稽查计划，必要时成立独立的数据与安全监察委员会。
5. 研究者须具资格与经验，并有充分的时间开展临床试验，人员配备及设备条件等要符合试验要求。
6. 要有临床试验结果报告和发表的方式。

（二）试验的风险与受益

1. 加强试验风险的性质、程度与发生概率的评估。
2. 控制风险最小化。
3. 评估预期受益，包括受试者的受益和社会的受益。
4. 试验风险与受益的合理性：①对受试者有直接受益前景的试验，预期受益与风险应至少与目前可获得的替代治疗的受益与风险相当。试验风险相对于受试者预期的受益而言必须是合理的。②对受试者没有直接受益前景的试验，风险相对于社会预期受益而言，必须是合理的。

（三）受试者的招募

1. 受试者的人群特征（包括性别、年龄、种族等）。
2. 试验的受益和风险在目标疾患人群中公平和公正分配。
3. 拟采取的招募方式和方法。
4. 向受试者或其代表告知有关试验信息的方式。
5. 受试者的纳入与排除标准。

（四）知情同意书告知的信息

1. 试验目的、应遵循的试验步骤（包括所有侵入性操作）、试验期限。

2. 预期的受试者的风险和不便。

3. 预期的受益。当受试者没有直接受益时，应告知受试者。

4. 受试者可获得的备选治疗，以及备选治疗重要的潜在风险和受益。

5. 受试者参加试验是否获得报酬。

6. 受试者参加试验是否需要承担费用。

7. 能识别受试者身份的有关记录的保密程度，并说明必要时，试验项目申办者、伦理委员会、政府管理部门按规定可以查阅参加试验的受试者资料。

8. 如发生与试验相关的损害时，受试者可以获得的治疗和相应的补偿。

9. 说明参加试验是自愿的，可以拒绝参加或有权在试验的任何阶段随时退出试验而不会遭到歧视或报复，其医疗待遇与权益不会受到影响。

10. 当存在有关试验和受试者权利的问题，以及发生试验相关伤害时，要有联系人及联系方式。

（五）知情同意的过程

1. 知情同意应符合完全告知、充分理解、自主选择的原则。

2. 知情同意的表述应通俗易懂，易于该受试者群体的理解。

3. 对如何获得知情同意有详细的描述，包括明确由谁负责获取知情同意，以及签署知情同意书的规定。

4. 计划纳入不能表达的知情同意者作为受试者时，理由充分正当，对如何获得知情同意或授权同意有详细说明。

5. 要有在研究过程中听取并答复受试者或其代表的疑问和意见的规定。

（六）受试者的医疗和保护

1. 研究人员资格和经验与试验的要求相适应。

2. 因试验目的而不给予标准治疗的理由。

3. 在试验过程中和试验结束后，为受试者提供的医疗保障。

4. 为受试者提供适当的医疗监测、心理与社会支持。

5. 受试者自愿退出试验时拟采取的措施。

6. 延长使用、紧急使用或出于同情而提供试验用药的标准。

7. 试验结束后，是否继续向受试者提供试验用药的说明。

8. 受试者需要支付的费用说明。

9. 提供受试者的补偿［包括现金、服务和（或）礼物］。

10. 由于参加试验造成受试者的损害/残疾/死亡时提供的补偿或治疗。

11. 保险和损害赔偿。

（七）隐私和保密

1. 可以查阅受试者个人信息（包括病历记录、生物学标本）人员的规定。
2. 确保受试者个人信息保密和安全的措施。

（八）涉及弱势群体的试验

1. 唯有以该弱势人群作为受试者，试验才能很好地进行。
2. 试验针对该弱势群体特有的疾病或健康问题。
3. 当试验对弱势群体受试者不提供直接受益可能，试验风险一般不得大于最小风险，除非伦理委员会同意风险程度可略有增加。
4. 当受试者不能给予充分的知情同意时，要获得其法定代理人的知情同意，如有可能还应同时获得受试者本人的同意。

（九）涉及特殊疾患者群、特定地区人群/族群的试验

1. 该试验对特殊疾患者群、特定地区人群/族群造成的影响。
2. 外界因素对个人知情同意的影响。
3. 试验过程中，计划向该人群进行咨询。
4. 该试验有利于当地的发展，如提升当地的医疗保健服务水平，提升研究能力以及应对公共卫生需求的能力。

六、医学科研伦理的意义

（一）保护受试者

临床研究中首先要求研究者把握好对受试者尊重、公平、有利与无害原则，同时要把握好对受试者的研究资料保密、保护受试者隐私及受试者的知情同意原则。例如，患者的病因，或许因为某种原因不愿让他人知道，以避免遭到他人的不法侵害。对患者隐私权的尊重，既有利于维护患者的人权，又有利于避免造成患者精神上的痛苦压力。在医学科研中，研究者要尊重自主性原则，必须向患者说明介绍研究方案并征得患者的同意才能执行。医务人员尊重患者的自主性绝不意味着放弃自己的责任，必须处理好患者自主与医生之间的关系。尊重患者的自主性体现为帮助、劝导、甚至限制患者进行选择。医生要帮助患者选择诊治方案，必须向患者提供正确、易于理解、适量、有利于增强患

者信心的信息。当患者充分了解和理解了自己病情的信息后，患者的选择和医生的建议往往是一致的。当患者的自主选择有可能危及其生命时，医生应积极劝导患者做出最佳选择。当患者（或家属）的自主选择与他人或社会的利益发生冲突时，医生既要履行对他人、社会的责任，也要使患者的损失降低到最低限度。对于缺乏或丧失选择能力的患者，如严重精神病和严重智力低下等患者，其自主选择权由家属或监护人代理。一切方案，无论是否科学，也无论是否有益于患者健康，医生都无权替患者做出抉择。医生可以做的是，把自己掌握的知识告诉患者。患者在选择治疗方法上，有自主权，无论他选择的是正确的还是错误的，患者的个人权利应该得到尊重，临床研究人员要尊重参与临床研究的患者及其做出的理性决定。老年人是社会中的弱势群体，个人的自主权常得不到重视，临床研究中有些研究者不征求老年患者的意愿就进行临床试验，从而侵害其知情同意权，这是不对的。

（二）鼓励医学科研

有些老年人存在多病共存、疑难杂症等，目前的常规方法不能解决此类难题。当确知一些手段可以帮助患者的时候，一切无效的医疗规范都应该让路。当原有的医疗手段不能够有效诊断和治疗疾病的时候，更应该鼓励医生与患者达成试验性治疗协议，并把治疗结果当成今后研究的依据。有效的医学方式，不能因为某一些人的不了解，而不应用于患者，让患者放弃可能更有效的治疗。

第二节　老年医学科研伦理问题分析及应用

一、老年医学科研伦理问题的产生

临床研究是科研人员运用科学的手段和方式探索健康与疾病之间的联系或规律，研究疾病的发生机制、预防和诊疗措施，而临床治疗则是医务人员使用药物、器械或者手术等方法，消除疾病，缓解病情，帮助患者恢复健康的活动。两者虽然具有一定的相似性，但在目的、方法、风险、可能收益等方面却存在较大差异。

临床研究在人体上试验新的医疗技术、药品或者医疗器械的安全性和有效性，即使有临床前研究提供的数据资料，受试者可能因此承受的伤害也是高度不确定的。为了达到科学的标准并获得具有统计学意义的实验结果，在随机对照试验中，研究者往往会把受试者作为一个整体，除非超过研究伦理的限度，研究人员通常不会根据受试者具体病情的变化调整研究方案；同时，为了确定某一干预措施的安全性和有效性，临床研究还可能在对照组中使用安慰剂或者不给予治疗，从而引发特殊的伦理问题。老年人中许多人存在认知功能障碍，在面对临床试验方案的选择时，容易忽视子女或家属的意见，从而产生伦理问题。

二、老年医学科研伦理问题

（一）未重视患者的知晓权

《中华人民共和国执业医师法》规定："医师进行试验性临床医疗，应当经医院批准并征得患者本人或者其家属同意"。患者的知晓权包括知晓诊断结论、治疗决策、病情预后、成功率、有效率、并发症的权利，特别是诊疗方案的依据、作用、性质、损害、风险、不可预测的意外，及可选择的替代方案及其利弊，实施诊治方案所用的药品、设备、材料及费用等方面的情况。少数医生未能足够重视患者对参加的临床试验的知晓权，只告知试验的科学性和可能的益处，而未充分告知可能的风险及损害，使患者不能在充分了解参加的临床试验而做出选择，为以后的纠纷留下隐患。部分老年人文化水平低，对医学科学知之甚少，医生需要和老年患者及家属充分沟通，用通俗易懂的语言讲解，老年患者及其家属经过深思熟虑后有权做出决定，同意或拒绝临床试验。必须在患者签署知情同意书后，医生才可开展临床试验。

（二）忽视患者的自主选择权

老年人中许多存在认知功能障碍，应先充分评估老年人的精神症状，判断他是否能行使自主权。如果能，应尊重患者的意见。如患者确有认知功能障碍，无法自己作主，可由法定委托人决定。

（三）受试者的健康安全与科学利益的矛盾

临床试验需符合公认的科学原理，基于文献以及充分的实验室研究和动物实验。要综合考虑试验风险与受益的合理性，对受试者有直接受益前景的试验，预期受益与风险应至少与目前可获得的替代治疗的受益与风险相当，试验风险相对于受试者预期的受益而言必须是合理的；对受试者没有直接受益前景的试验，风险相对于社会预期受益而言，必须是合理的。

对受试者的安全、健康和权益的考虑必须高于对科学和社会利益的考虑，力求使受试者最大程度受益和尽可能避免伤害。

预见可能出现的风险，充分与患者和家属沟通，并建立应急预案，把可能出现的意外伤害控制在最低程度。

（四）临床试验中途退出的问题

在临床试验时应坚持做到患者自愿参加，可以随时退出但并不影响以后的治疗。《赫尔辛基宣言》写道“受试者有权决定是否参加某项科研试验，也有权在任何时候退出试验，患者对某项科学研究工作拒绝参加时，绝对不能使医生和患者之间的关系受到影响或妨碍”。

三、常见老年医学科研的伦理问题分析及应用

（一）未重视患者的知情权

【案例】患者，男性，68岁。因肝癌住院，住院期间因服用镇痛药而出现恶心、呕吐症状。医生给其服用了正在进行三期临床试验的某种药物止吐，但未告知此药物还在临床试验阶段。

【分析】此案例中医生忽略了正常的临床治疗和临床科研的区别，违反了患者的知情同意原则。

【建议】试验前应和患者及家属充分沟通，告知临床试验的益处和风险，获得患者及家属同意、签署知情同意书后方可进行。

【案例】患者，男性，80岁。因为肺癌住院，医生准备让其参与一项新的科研手术方法试验，让王某签“入院知情同意书”，注明说明“本人自愿入住医院手术治疗，我已知晓医护人员为我安排的治疗方案及应承担的风险，我愿意配合医护人员对我实施的治疗”。

【分析】这项研究违反了伦理原则，医生有意淡化了“研究”和“治疗”的不同。医院可以开展临床课题研究，但医生在手术前不应让患者签一份与一般手术同意书一样的“知情同意书”，使得患者误以为为成熟的技术，并未充分告知此项临床试验所可能面临的风险。

【建议】该研究的医生应充分评估该手术对患者的影响，并明确告知患者此项治疗为临床试验及可能面临的风险，征得患者同意、签署知情同意书后才能进行临床试验。

（二）忽视患者自主权的选择

【案例】患者，男性，85岁。因老年痴呆住院治疗。主管医生介绍一种新的治疗痴呆的方法，可改善老人的精神症状。患者女儿认为值得一试，同意老年人参加试验，而患者不想吃药。

【分析】患者年事已高，患有痴呆，应先充分评估老年人的精神症状，判断他是否能行使自主权。如有自主能力，应尊重患者的自主权利。

【建议】研究者应和患者及家属充分沟通，判断患者是否能行使自主权。如果能，应尊重患者的意见。如患者重度痴呆，无法自己做主，可由法定委托人决定。

（三）受试者的健康安全与科学利益的矛盾

【案例】患者，男性，78岁。因老年痴呆住院治疗。主管医生推荐使用一种新的临床试验药物，明显改善了老人的精神症状。但试验过程中，随访发现此药物的副作用可能导致有些患者肿瘤的发生。医生随即停止此药物的使用。

【分析】药物的不良反应的伤害比改善精神症状的益处要大得多，风险高于患者的收益，不能为了科研的成果而伤害患者的利益。

【建议】研究者必须及时终止此临床药物的使用，避免进一步对患者的损害，并应随访患者远期危害。

（四）临床试验中途退出的问题

【案例】患者，女性，66岁。因消化性溃疡、便秘入院治疗。主管医生告诉她有一种治疗改善慢性便秘的新药，需要招募部分患者做临床疗效试验，自愿参加。患者签署知情同意书参加，但是用药几天后，她自觉治疗效果不明显，于是中途退出试验，试验终止。患者想更换治疗方案，担忧医生再不愿治疗。

【分析】在临床进行新药治疗时该医生坚持患者自愿参加的原则，这合乎医学伦理要求。该患者中途退出也符合伦理要求，因受试者有权决定是否参加某项科研试验，也有权在任何时候退出试验，所以患者不用担心。

【建议】患者中途退出试验，医生应和其良好沟通，消除患者疑虑，并积极给予相应的治疗。

第十三章　老年医疗机构管理的伦理问题

老年医学作为临床医学的重要的组成部分，随着社会老龄化进程的加快，其在各级医疗机构中的位置也在不断提高。因此，作为方兴未艾的老年医疗机构在运行、发展过程中与之相关的诸多伦理问题也应运而生。本章节即从探讨医疗机构管理伦理、医疗机构管理伦理的重要性、老年医疗机构面临的管理伦理问题、加强老年医疗机构管理伦理的建设、老年医疗机构伦理委员会的建设等问题进行论述。

第一节　医疗机构管理伦理概述

一、医疗机构管理及管理伦理的概念

1. 医疗机构管理的概念　医疗机构管理是以科学管理的理论和手段，按照医疗机构的基本任务及客观规律，对医疗机构工作进行计划、组织、控制和协调，以保证医疗机构各项工作的顺利完成，使卫生资源发挥最大功能。医疗机构管理既与医学科学相联系，又与社会科学相联系，并以它们为基础来实施对医疗机构各项工作的科学管理。

2. 医疗机构管理伦理的概念　医疗机构管理伦理是以医疗机构管理者为核心，研究医疗机构管理过程中的道德现象及其发展规律，依据医学伦理原则，分析、指导医疗机构管理思想和行为，使医疗机构的各项工作更加符合社会规范及人文要求。

二、医疗机构管理伦理的内涵及目的

1. 医疗机构管理伦理的内涵　医学伦理是以医学科学工作中的道德现象作为研究对象，而医疗机构管理伦理是以医疗机构管理、运行中的相关道德现象作为研究对象，从理论上揭示道德和论证管理及解释道德现象，同时研究医疗机构管理与伦理如何结合、为什

么可以结合的学问。

医疗机构管理伦理不是仅仅等同于医疗机构管理过程中的道德或是医德，更不能与管理艺术或管理措施混淆。伦理学是一门科学，而道德则是一种客观存在的社会现象，是伦理学研究的对象。医疗机构管理伦理不仅要揭示出传统医学道德与管理道德，随着医学的不断进步还要揭示医疗机构中不断出现的崭新的道德现象，对这些新的道德现象必须从医疗机构管理伦理角度出发，论证目前医疗机构管理决策、规章、医疗行为等是否符合管理伦理及医德，如老年患者临终时是否给予积极抢救、老年患者临床联合用药的合理性问题、老年患者超范围检查的定义等。

2. 医疗机构管理伦理的目的　我们研究伦理、学习伦理的一切本源应是符合人类的道德底线，即“向善”。作为医疗机构管理的核心就是救死扶伤，挑战疾病。所有医务工作者应本承着《大医精诚》中所言“凡大医治病，必当安神定志，无欲无求，先发大慈恻隐之心，誓愿普救含灵之苦。若有疾厄来求救者，不得问其贵贱贫富，长幼妍媸，怨亲善友，华夷愚智，普同一等，皆如至亲之想。”对所有救治对象，不论男女老幼、贫富贵贱，一律一视同仁，为挽救生命、治愈病痛而精益求精。

【案例】某医院收治一老年患者，子女因财产问题与患者产生矛盾，患者欠费后，院方与其子女联系，其子女互相推脱，都不肯到医院缴费、看望患者。患者病情突发变化，在通知患者家属未果的情况下，医院坚决果断地采取积极手段，救治患者。同时通过患者所在街道联系其家属，劝其来院。

【分析】

1. 在社会福利制度建设尚不健全的情况下，医疗机构管理伦理所体现的正能量以及社会职能与本身的经营存在极大的矛盾。

2. 针对老年病患，在医疗过程中发生的伦理、社会矛盾，作为老年医疗机构管理者，应该积极面对，为临床一线工作人员减压，引导医护人员认知职责的神圣性，勇于承担问题，共建和谐社会。

3. 面对新时期的老问题，医疗机构还应发挥平台纽带作用，充分发挥医疗机构的社会属性，大力宣传“孝文化”。

4. 针对医疗机构所面对的伦理道德问题，医疗机构应与政府职能机构不断沟通，以期共同面对问题、解决问题。

三、医疗机构管理与管理伦理的关系

医疗机构管理和医疗机构管理伦理两者是相辅相成的，只有互为交融，医疗机构管理方可收到最佳的管理效益。

现代医疗机构管理既要以患者为中心，全心全意为患者服务，最大限度地满足患者的合理需要，又要坚持医疗公平、公正、合理以及社会效益优先的原则和集体主义的价值取向，这是医疗机构管理工作的出发点和归宿，也是医疗机构管理伦理必须遵循的伦理原则。医疗机构管理者在处理好个人与他人、个人与集体的关系时，都应把公共利益、集体利益放在首位，个人利益服从于公共和集体利益。这既是管理工作的要求，又是医疗机构管理伦理学的要求。在医疗机构管理活动中，首先是以使行为合乎道德为基础，其次是有利于人和人的发展，再次是符合医疗机构管理伦理追求。因此，每一项医疗机构管理都离不开医疗机构管理伦理做基础，医疗机构管理者只有遵循具有自身特征的伦理实施管理，才能推动医疗机构的可持续发展。

老年医疗机构在实施管理过程中应充分反映出医疗机构管理伦理与社会的关系，老年医疗机构管理者在医疗机构管理实践中概括和总结出来的行为准则，应成为老年医疗机构管理伦理的核心内容。老年医疗机构管理中的许多规定、规范等，要通过风俗、习惯和传统等方式固定传承下来，并经过总结与概括，不断升华到老年医疗机构管理伦理层面上，成为老年医疗机构管理人员调整道德关系的准则，从而推动老年医疗机构管理工作不断向前发展。

【案例】患者，女性，80 岁。因暑天行室外活动突发晕厥，被路人送至某医院急诊。医院无法与其家属取得联系，医院领导于第一时间表示要先治病，全力救治。通过补液、降压、稳定心率等一系列治疗手段后，患者苏醒，脱离危险。

【分析】

1. 本案例反映出医疗机构管理者要认清医疗机构在所处社会里的根本职能，切实承担起这份社会责任，以公共利益为重，这也是医疗机构管理伦理对医疗机构管理的正作用，从而使其管理被社会、政府认同。

2. 医疗机构救死扶伤的本质不能动摇，这也是医疗机构管理伦理的根本。管理伦理是医疗机构管理的依托，医疗机构应从制度、从行为规范上进行管理，为医务人员打消种种顾虑，使其真正体现出医务人员应有的职业道德、操守。

四、医疗机构管理伦理的重要性

（一）医疗机构管理伦理是医疗机构各项管理的基础

坚持医疗机构的工作方向及行为准则是保证医疗机构一切工作沿着正确方向发展的根本。医疗机构管理伦理认为医疗机构的优化发展应该立足于调动所有医务人员的工作积极性和创造性，提高医疗服务质量，有效地防病治病，以患者为中心，尊重患者的权利，维护和促进广大人民群众的健康和幸福。老年医疗机构管理层应清楚认识到伦理管理的巨大作用。因为老年医疗工作中面临诸多伦理问题，使临床工作可能产生分歧、诊疗工作产生误解、护理工作发生尴尬，老年医疗机构管理者应充分探究管理伦理的内涵，从管理伦理的角度出发，解决应对这些伦理难题，让群众、社会真正去正视老年人伦理问题，老年医学、老年医疗机构的工作理念，从而保证医疗机构工作可以沿着正确方向发展，得到全社会的认同。

（二）医疗机构管理伦理可以提高医疗机构管理效率

在经济社会，任何管理都必须追求效益的最大化，否则管理就没有存在的必要。在追求管理的效率价值的时候，本身就包含着对管理过程中的所有活动的关于善与恶、公正与偏私、正当与不正当、应当与不应当、合理与不合理的争论以及伦理评价。医疗机构管理伦理涉及的各种原则、规范，不仅可以为医疗机构管理人员确立行为准则，使医疗机构管理人员都在医疗机构管理规范的准则下约束自己的管理行为，促使医疗机构管理者通过自身的高尚品格、职业操守和有序、高效的管理，充分调动医务人员的主观能动性，激励他们的进取精神和工作热情，使医务人员自觉地完成工作任务、实现工作目标，并不断提高医疗机构管理效率。

（三）医疗机构管理伦理能够为医疗机构营造和谐的发展环境

医疗机构管理者往往要使医疗机构管理伦理和社会伦理相适应、协调，其根本原因是为了使医疗机构的发展与社会发展相协调一致，使医疗机构内部和外部建立一致的伦理关系而保持与社会大环境的协调。

老年医疗机构的服务对象为弱势的老年人群，老年医疗机构的建设目标也就是为老年人提供有效、可靠的疾病预防、疾病诊疗、康复、护理、关怀，其指导方针也应是“以患者为中心，想老年人所想，应老年人所需”，无论是医院选址建设应清静、淡雅，病房设计应简洁、方便、助老设施完善，检查仪器采购应就老年人特点进行选购，还是老年人中长期照护的探索、敬老爱老的礼仪培训等，无一不在老年医疗机构管理及管理伦理的深层次建设上得到真正的体现。

如果想要打造一所合格的老年医疗机构，并使其在和谐发展环境下发展壮大，那么医疗机构管理伦理与社会伦理、需求必须相一致，这既有利于医疗机构塑造良好的社会形象，赢得社会及媒体的支持，赢得广大老年患者的信赖，成为老年患者津津乐道的福音，提高老年医疗机构的社会地位，也有利于和谐社会构建。因此，医疗机构管理伦理是促进个人、医疗机构、社会和谐发展的纽带和桥梁，是医疗机构可持续发展的原动力。

五、老年医疗机构伦理委员会的建设

（一）老年医疗机构伦理委员会的概念

老年医疗机构伦理委员会是由医学专业人员、法律专家及非医务人员组成的相对独立的组织，其职责为核查老年医疗机构的临床工作、科研试验方案及附件等是否合乎伦理道德，其具有教育、咨询、监督和审查的功能。工作的主要目的是协调医疗机构、医生与患者以及患者亲属之间的关系，加强医疗机构以及医务人员的道德自律能力，维护患者尊严及利益，审查生物医学研究项目，保护受试者的权益和安全。老年医疗机构伦理委员会应最大限度地保护医患双方，坚守法律底线，捍卫道德，维系人的尊严，为在老年医学与伦理、道德方面达到高质量的医学工作和研究做出贡献。

（二）老年医疗机构伦理委员会的组成

老年医疗机构伦理委员会的成员应该包括医疗机构管理者、有一定医学伦理学基础并具有丰富老年医学临床实践经验的医护人员、医学伦理学研究人员、了解机构所在地人文风土情况的社会工作者、社区代表和法律工作者。多学科、多层面人员参加委员会的工作，有利于从不同的角度更全面地分析问题。人员数额可以根据需要确定。老年医疗机构伦理委员会的成员应该有一定的任期，并保持相对稳定。老年医疗机构伦理委员会应制订自己的章程和工作细则，订立切实可行的工作制度和工作程序。委员会的活动可以采用定期与不定期结合的方式，根据需要召开医疗机构伦理委员会的专科会议或全体会议。对复杂问题的讨论要预先做好准备，然后再提交伦理委员会讨论，委员们可以各抒己见，对需要做出决议的问题，要经过充分讨论，取得多数委员的同意。对个别问题，也可以委托部分委员予以处理，处理结果向委员会报告。委员的工作要向委员会负责。特别需要注意的是委员会成员应全面了解老年医学及老年医疗机构的特殊性，能够从临床现状、社会现状等实际角度出发研究、讨论问题。

（三）老年医疗机构伦理委员会的管理内容

1. *研究交流*　开展老年医学伦理学的理论研究和学术交流，将伦理学融入老年医学临床实践中，并为老年公共卫生政策和老年医疗机构制度的调整提供伦理咨询，以确保老年卫生事业和老年医疗机构改革发展符合社会公共利益。

2. *教育培训*　包括自我教育和公众教育。老年医疗机构伦理委员会应定期对自身成员进行系统的教育和培训，同时承担对老年医疗机构医务工作者和广大群众的宣传教育工作，让全社会都可以了解老年医学及老年医疗机构以及老年群体的特殊性，应大力宣扬“孝”文化。

3. *咨询协调*　老年医疗机构伦理委员会应站在一个公平和独立的角度，展示出它的权威性，对医务人员、患者和家属进行有针对性的咨询、协调，特别是发生在老年患者身上的特有伦理问题，并提出宝贵意见，使医患双方逐步形成共识，促进和谐的医患关系。

4. *审查批准*　所有涉及人体试验的计划在进行之前要通过伦理委员会的审查。审查职责主要是审查研究方案，维护和保护受试者的尊严和权益，确保受试者不会陷入不合理的危险之中，特别是确保针对临终关怀的老年患者的试验，也必须以恪守尊重生命，维护尊严为试验前提，对已批准的研究进行监督和检查，处理投诉和不良事件。

（四）老年医疗机构伦理委员会的重要性

首先要充分认识建立老年医疗机构伦理委员会的重要性和必要性。医疗机构是以救死扶伤、防病治病、保障人民群众健康为宗旨的社会公益性单位，但同时又承担着自身经营责任。医疗机构管理的根本目标是维护和保障人民群众的身心健康。因此，医疗机构的一切工作，包括政策的制定、机构设置、人事安排、资金投入、医疗技术应用与开发等，都应该服从这一目标。医患关系的矛盾和利益的冲突，使医疗机构管理工作显示出深刻的伦理意义。医疗机构管理伦理依据医学伦理原则，分析、指导医疗机构管理思想和行为，保证医疗机构管理的目标、内容、手段和方法符合医学道德要求。影响决策方向的根本因素是管理者对医疗机构管理目标伦理性质的把握，只有明确医疗机构管理目标的伦理方向，才能确保医疗机构管理决策的正确有效。

老年医疗机构的改革发展的目的是经济效益与社会效益双丰收。在“以人为本”的大原则下，要培养医务人员在诱惑面前禁得住考验，以提高技术、获患者及家属赞誉为荣，以唯利是图、不求上进为耻。老年医疗机构伦理委员会依据医学伦理原则，对老年医疗机构的战略决策、政策制定、改革方向予以论证和把握，提出伦理咨询意见，是保证老年医疗机构正确改革方向的重要途径。

随着患者及家属权利意识的觉醒，要求平等地参与治疗决策，实现医疗关系民主化的诉求日益高涨。面对此种境况，医务人员不能仍以生物医学观点来认识和治疗疾病，而忽略患者包括家属的情感和心理需要。对于老年医疗机构而言，此方面问题尤为突出。如面对不可逆终末期老年患者的治疗方案的选择时，存在延长生命与解除患者痛苦之间的矛盾、呼吸机继续维持生命和放弃维持生命之间的矛盾，老年医疗机构伦理委员会将为这些两难选择中的医务人员及相关者提供伦理咨询，使老年医学的临床应用更符合社会、患者及各方面的诉求，帮助老年医疗机构找到医患双方认同，社会、民俗认可的平衡点。

老年医疗机构伦理委员会由各方代表组成，既可以有效地维护患者的利益，也能实事求是地代表医务人员和医疗机构的利益，从而为防止和解决医疗活动中的医患伦理冲突、协调医患关系、解决临床和生命伦理学难题发挥重要的作用。

老年医疗机构的根本目的同其他医疗机构的根本目的同是为患者和社会人群的健康利益服务。老年医疗机构伦理委员会站在公正的立场上，能够有效地维护患者和社会人群的合理利益。对在老年医疗机构诊治的患者而言，在现代高度专业化的医疗过程中，他们处在相对弱势的地位，其维护自身利益的能力十分有限。对老年医疗机构从业的医护人员来说，医学本已是一个高风险的职业，而老年医学要面对的是更加危险的疾病、复杂的病情、冗长的病程。如果没有对老年医疗机构从业的医务人员正当利益的保护，将极大程度地降低从业医务人员承担风险的能力。所以，对老年医疗机构从业医护人员正当利益的保护也是间接地维护患者利益。老年医疗机构伦理委员会将正确评价医疗风险，在保护患者利益的前提下，合理保护医务人员的正当利益。

（五）老年医疗机构伦理委员会建设的注意事项

1. 要全面提高老年医疗机构对老年医疗机构伦理委员会的目的、职能、作用与意义的认识。

2. 大力培养掌握医学伦理学的基本理论，能够对老年医学临床上的大量伦理问题做出伦理判断，胜任伦理审查工作的合格的专业人才队伍。

3. 要最大程度地保证老年医疗机构伦理委员会的独立性和透明度。

4. 老年医疗机构伦理委员会有效开展工作离不开医疗机构全体医务人员的支持和参与。每位医务人员都需要了解医学伦理的重要性和知晓伦理知识，这样才能更好地遵循伦理原则开展医疗和研究工作，才能更好地配合伦理委员会开展伦理审查工作。医疗机构应通过各种手段，包括培训、网络等方式进行大力宣传，让医务人员和社会公众对老年医疗机构伦理委员会有更深入的认知。

5. 各老年医疗机构伦理委员会之间可以进行业务研讨交流，及时地取长补短。

6. 老年医疗机构要建立明确有效的监管机制，加强对老年医疗机构伦理委员会的监督管理，提高针对委员会的检查力度，不符合检查要求的，要限期整改；问题较多、难以在短时间完成整改的，应责令该伦理委员会暂停开展伦理审查工作。

7. 各老年医疗机构要切实根据我国国情、社会现状、医疗机构所在地区的风土人情等多方面因素出发，探究老年患者在治疗、康复过程中的实际伦理问题。

第二节　老年医疗机构管理伦理的问题

一、伦理观念发展滞后

自改革开放以来，国家面貌可谓日新月异，社会经济活动的空前活跃，市场需求的千变万化，科学技术的迅速发展，社会关系的日益复杂，老年医疗机构管理者面对新时期、新情况、新问题，特别是老龄化社会来临的诸多问题，需要更为先进的管理伦理作为指导方针。作为老年医疗机构管理者，面对迅猛发展的老龄化社会，如果观念还停留在传统医学模式上，医学伦理思想只有生命神圣论、公益论、生命价值论、美德论、义务论，而诸如生命质量论、临终关怀、生命尊严、社会医疗资源统筹利用等理念知之甚少，那么这样的伦理观念已不适应当今社会的生物—心理—社会医学模式，不适应新时期老龄化社会到来后医疗卫生发展的需要。因此，老年医疗机构管理者的伦理观念必须紧密贴合社会的发展、需求和医疗机构经营发展的实际情况以及技术的革新进行不断调整。

二、人文关怀不到位

由于现代医学人文教育的薄弱，管理者与被管理者之间有时缺乏有效沟通，医疗机构管理和医疗服务两方面的情感体验普遍缺乏。机构管理者在高喊“以患者为中心”的同时，尚未真正树立“以人为本”的管理理念。医疗机构日常管理过程中，缺乏个性化管理及对被管理者心理过程的分析，容易形成因事议事、治标难治本的管理局面。同时，很多医疗机构管理者比较重视经营、技术管理，缺乏伦理管理意识，一旦发生某些事故，也大都从经营上、技术上去寻找原因，很少或者不善于从伦理角度进行反思，因而医疗机构在强化规章制度约束与医德培养、人文关怀与情感激励等方面的问题比较突出。而老年医疗机构除上述矛盾外，还要更多地面对诸如老年医学治疗的最终效果、结局与社会认知的医学治疗效果、结局的矛盾，老年医疗机构临终关怀与社会认知死亡抢救的矛盾，社会医疗资源投入与人文关怀的矛盾等。这也就意味着，作为老年医疗机构，应该更多地以老年人的身心感受为切入点，在制订管理制度时认真考虑，最大限地将对老年人的关怀以制度的形式强化约束，从而体现出老年医疗机构的内在人文价值。

三、经济效益与社会效益欠协调

全心全意为人民健康服务是所有医疗机构的根本宗旨，这也是医疗服务不同于一般商业服务的特殊性，卫生事业的本质属性是体现一定福利政策的社会公益事业。但在社会主义市场经济条件下，老年医疗机构与其他医疗机构相同，也是一个相对独立的经营单位，在政府投入不到位的情况下，要承担筹集资金的职能，因而在经营上不可避免地具有趋利性和营利性的一面。面对现实，面对服务对象的特殊性，老年医疗机构要生存和发展，既不能只顾自身利益而抛开社会效益，也不能只求社会效益而放弃自身利益。没有自身利益，老年医疗机构就失去了生存和发展的物质基础，如没有老年人所需的助老设备，无针对繁杂疾患所需的各种检查化验手段等，就不可能提供真正有效的医疗服务，社会效益就成为无源之水。而老年医疗机构如果一味追求自身利益的最大化，就会加重患者的负担。老年人本就是相对弱势的一个群体，老年医疗机构若一味地追求利益，如重复地进行无谓的检查化验、没有监管地滥用药物、推荐使用昂贵的药品及器械等，则更容易造成社会公众的不满，将会因丧失社会效益而陷入经济困境中。如何正确处理经济效益和社会效益的矛盾，是包括老年医疗机构在内的所有医疗机构在管理伦理中的一个突出问题。

四、医学伦理认识不足

现行医学教育中人文教育被轻视，一味地追求技术、科研的成绩，也就造成医疗实践中普遍缺乏人文精神、人文关怀，常常表现出对工作缺乏责任心、不认真执行规章制度、对患者缺乏同情心、服务态度不佳、语言生硬等现象，或者一些医务工作者不重视医学伦理学和医学心理学知识的学习，只重视各种仪器、实验室检查，单纯应用药物或手术疗法，而忽略患者及其家属的情感和心理需要。从社会发展、医学发展的诸多角度出发，医务工作者再也不能将患者置于被动接受治疗的位置，患者有实现个人自主医疗的权利。换个角度说，人文关怀不足、管理伦理缺失引起的患者及其家属的焦虑、不满，也会造成医务人员的工作压力和紧张心理，影响了医患关系的正常发展和医疗工作的顺利开展，进而对医疗机构管理工作带来困难。

老年患者的听力、表达能力、理解能力都有不同程度的下降，这也就要求老年医疗机构的工作人员要付出比其他医疗机构工作人员更多的耐心，使用更有效的表达技巧与老年病患进行沟通，避免无谓的误解、芥蒂。老年医疗机构中对于治疗效果的不同预期、临终关怀中的伦理缺失也更容易造成医患矛盾的产生，致使发生严重纠纷，所以老年医疗机构管理伦理的建设、健全更是刻不容缓。

五、针对性政策支持不够

老年医学作为临床医学的一个新的分支，它不仅仅研究老年病，而且涉及人类衰老的基础理论研究以及老年医学教育的研究。老年医学面对的不是治愈疾病，而是提高老年人生存及生活质量，它的特殊性应该得到整个社会的认知与理解。而老年医疗机构正面对着整个社会对老年医学的认知不足问题。

不可否认，我国目前还处在社会主义初级阶段，很多配套的法律、法规还很不完善，与此同时社会经济飞速发展，城市、乡镇面貌日新月异，现行法律、政策势必出现不同程度的滞后。针对如心血管、呼吸等传统临床医学学科而言，新兴的老年医学如不能得到政府部门相关政策的支持，如医保政策、财政投入倾斜，政府层面的宣传、指导等，老年医疗机构就无法真正按照老年医学的内涵进行相关的医疗活动，发展老年医疗机构应具备的诊疗、康复特色，老年医学应具备的独特伦理学也将造成缺失，老年医疗机构将会承受患者及患者家属的不理解，老年医学的发展更会受到影响，造成老年医疗机构的发展瓶颈。政府针对老年医学及老年医疗机构的合理政策、法规，势必成为老年医疗机构顺应老年社会到来，得到长足发展的基石。

第三节　老年医疗机构管理的伦理问题分析及应用

一、坚持“以人为本”的管理理念

管理涉及人和物两个最重要因素。管理的一切活动都是为了人，以满足人的需要为根本目的。无论技术如何发达，都无法取代人的地位，技术越发达，人越重要。因此，老年医疗机构管理要坚持“以人为本”的管理理念，要切实怀有为老年人服务的真诚、用管理伦理塑造医务人员的品质，提高老年医疗机构的管理水平。一方面以患者为本，就是在老年医疗机构管理的过程中从维护老年患者的正当利益出发，把满足患者合理医疗诊治需要，促进患者的健康及生活、生存质量，生命尊严作为各项工作的中心，大到医疗机构选址建设适应老年人生理特点需要，小到医务人员的询问病情需要规避的敏感用语，老年医疗机构都应从管理伦理的层面认真对待。另一方面以职工为本，确立人在管理过程中的主体地位，强调给每个人提供实现自我价值和展示才能的舞台，通过管理的深化，医疗机构制度的建设，敬老、爱老文化的宣传，让职工自发地学会爱老、敬老，为老年事业的发展添砖加瓦，围绕着调动职工的主动性、积极性和创造性去展开老年医疗机构的一切管理活动。

二、注重培养和提升老年医疗机构管理者的伦理素养

良好的医德和医学人文精神是医学伦理学的核心，也是老年医疗机构以及所有医疗机构管理的目标和医学发展的保障。首先，老年医疗机构管理者要更新管理理念，提高自身

的人文素质，做到管理与人文关怀并重，注重管理技巧、技能的培训，坚持医疗服务的伦理原则，始终将医德建设放在老年医疗机构管理的首要位置。管理者只有把老年医疗机构管理与伦理有机结合，才能提高医疗质量。其次，老年医疗机构管理者良好的道德素质是赢得感召力和吸引力的基础。管理者只有不断学习管理知识和强化医学伦理理论，加强自身修养，才能给全体职工做出榜样，保证医疗机构管理的发展预期。最后，老年医疗机构管理者要树立人文的职业意识和管理意识，要认知老年医疗机构的独特性，不仅要重视经营管理、技术革新，更要有针对性地加强人文建设，着力培养本机构医务人员的职业素质、道德情操，爱老敬老的美德，使老年患者充分感受到老年医疗机构的人文关怀。

三、切实加强老年医疗机构管理伦理的建设

医疗机构的性质和宗旨等决定了在医疗机构管理中不仅需要规章制度的“硬”约束，更需要伦理的“软”约束。老年医疗机构的制度建设是机构管理的重要组成部分。管理伦理渗透于医疗机构工作的全过程。合理的规章制度是老年医疗机构工作有序进行的保证，也是伦理原则的体现。用制度来体现管理伦理原则，让管理伦理原则来指导老年医疗机构管理制度的制订和实施，建立融伦理原则于一体的科学合理、切实可行的规章制度，是依法行医和以德治院相统一的要求和体现。老年医疗机构办院宗旨是全心全意为老年人提供健康维护、疾病诊治与康复，老年医疗机构的所有制度应充分围绕此宗旨进行建立。

四、注重加强对老年医学特点的宣传

老年医学是临床医学的一个重要分支，是关系到老年人的疾病预防、临床诊断治疗和社会等各个方面的一门综合性的新兴学科，涵盖了老年人的健康促进、疾病预防、疾病诊治、功能康复和临终关怀等各阶段。老年医学在分析老年患者疾病表现的同时，综合评估其生理、心理和社会环境等因素，以多学科团队共同诊疗的方式来解决医学和医学伦理学的问题。因为老年患者特有的生理、心理、保健和疾病等特点，使得老年医学与其他医学专科注重单学科、单病种的治疗不同，涉及更多的伦理问题。

对于这些伦理问题怎样去看待、如何去解决，是老龄化袭来的社会形势下我们面临的新课题。

对于老年医学的宣传，从专业角度出发需要老年医疗机构的同仁共同努力，不断探索、创新，将老年医学这个新兴学科不断向前推进。只有学科得到长足发展，才可以真正得到认可、重视，让其他学科的同仁真正理解老年医学，了解老年医学的特殊性，从而用公正的认知来评价老年医学，而不是从任何一个专科角度来片面评价、理解老年医学的内涵。

对于老年医学的宣传，从社会层面出发需要政府层面的主导宣传及社会各层面的积极参与。通过宣传手段，让所有人能够真正认识老年医学，认识到老年医学的特殊性，可使医方在医患之间因为病情的发展或突然变化产生矛盾时，取得老年患者家属及社会公众更好的理解。

【案例】患者，女性，83岁。因脑血管意外后遗症长期卧床引起压疮入院。经医生对症治疗，压疮基本愈合，但住院期间发生坠积性肺炎，经治疗缓解、好转。患者家属对患者在医疗机构发生肺炎，表示不满及不理解，医院马上组织相关专家团队针对患者实际情况进行病例分析，并委派工作人员代表医院与家属进行沟通，并借助网络、视频等相关资料对患者的病情及照护方法进行全面讲解，家属遂表示理解，并认为医院真正重视老人并切实理解家属的心情。

【分析】

1. 医院第一时间组织专家团队进行病例分析，又委派专人与家属沟通，向患者家属表明医院重视的态度，通过组织专家会诊也增强了宣教讲解的力度。

2. 从医疗机构管理角度来说，医院这种处理方法也减轻了医护人员压力，增强了医护人员归属感及集体认同感，并用此鲜活的教材培养了医务人员的业务水平及道德素质，使其充分了解针对老年患者的宣教、沟通的重要性。

3. 作为老年医疗机构管理者应该随时了解矛盾发生的症结所在，不单是临时解决矛盾，更为重要的是通过分析每次问题的产生、化解，发现管理上的不足，并制订行而有效的制度、流程，充实管理手段。

4. 医疗机构也应从社会层面，通过各种渠道，利用各级宣传机构针对老年患者面临的特殊疾病、特殊照护进行系统、全面地宣传。通过各种宣传手段让整个社会真正了解老年医学，理解老年医疗机构的建设理念。

五、充分发挥医疗伦理委员会的作用

老年医疗机构同其他医疗机构一样，在新时期、新形势，在改革和发展过程中势必会面临各种各样的伦理学问题，如医疗机构社会效益和经济效益的关系，医疗机构、医务人员与患者权力和利益的冲突等伦理问题，而老年医疗机构要面对的老龄化社会进程中出现的伦理冲突在新时期会尤为突出。医疗机构伦理委员会的建立和工作开展，既可以为医疗机构对这些重大问题的决策提供伦理学咨询，为医疗机构的种种决策发挥政策研究与参谋作用，确保医疗机构重大决策符合伦理原则，提高医疗机构管理水平，又可以加强医疗机构院风、院纪建设，指导医务人员对工作中遇到的伦理矛盾进行正确的处理，从而进一步预防和减少医患之间的矛盾，建立和谐的医患关系，更有利于医疗机构管理更加规范和健康发展，营造和谐社会。老年医疗机构建立完善伦理委员会除能解决上述问题外，更可以为老年医疗机构提供一个独立、公正的平台，将老年患者特有的伦理矛盾展示给全社会，让所有人参与到解决老龄化社会诊疗矛盾的伦理考评中，从而让医务人员得以解脱，老年医疗机构管理伦理得到依据，社会对老年医学、老年医疗机构得到更深刻的认识与理解。

附录　相关法律法规

附录一　日内瓦宣言

1969 年世界医学会修订《日内瓦宣言》

在我被吸收为医学事业中的一员时，我严肃地保证将我的一生奉献于为人类服务。

我对我的老师给予他们应该受到的尊敬和感恩。

我将用我的良心和尊严来行使我的职业。

我的患者的健康将是我首先考虑的。

我将尊重患者所交给我的秘密。

我将极尽所能来保持医学职业的荣誉和可贵的传统。

我的同道均是我的兄弟。

我不允许宗教、国籍、政治派别或社会地位来干扰我的职责和我与患者之间的关系。

我对人的生命，从其孕育之始，就保持最高的尊重，即使在威胁下，我决不将我的医学知识用于违反人道主义规范的事情。

我出自内心和以我的荣誉，庄严地作此保证。

（世界医学会 1969 年修订《医学伦理学日内瓦协议法》形成的）

附录二　国际医学道德守则

（一）医师的一般职责

1. 医师必须在技术上精益求精。

2. 行医不能唯利是图。

3. 凡有下列行为，一律都作不道德论：

（1）登广告宣扬自己，但该国医德守则允许者不在此限。

（2）行医往来，医师丧失了职业的独立性。

（3）替人治病，除了正当的专业收费之外，收取任何患者的分外诊金，即使出自患者自愿。

4. 一切行动或建议，只有符合人类的利益，不得有损人类肉体和精神的抵抗力。

5. 一个医师公布新发现或新疗法时，不得草率从事。

一个医师只能确定或证实经过本人核实的事情。

（二）医师对患者的职责

1. 医师必须谨记保持人类生命的责任。

2. 一个医师必须对患者付出全部忠心和全部科学知识，不论何种检查或治疗，如果医师的能力有限，必须另请高明。

3. 由于患者信任，一个医师必须绝对保护所知患者的隐私。

4. 一个医师必须把抢救患者作为一种人道主义的责任，除非他确信别人愿意，而且有能力进行抢救。

（三）医师对医师的责任

1. 一个医师必须对同事有礼貌，正如同事必须对他有礼貌。

2. 一个医师不要挖走同事的患者。

3. 一个医师必须遵守世界医学会通过的《日内瓦宣言》。

附录三　人体生物医学研究国际伦理指南

国际医学科学组织理事会（CIOMS）与世界卫生组织（WHO）合作完成

准则 1　涉及人的生物医学研究的伦理学论证和科学性

涉及人的生物医学研究的伦理学论证基于有希望发现有利于人民健康的新途径。这类研究只有当它尊重和保护受试者，公正地对待受试者，而且在道德上能被进行 研究的社区接受时，其合理性才能在伦理上得到论证。此外，科学上不可靠的研究必然也是不符合伦理的，因为它使研究受试者暴露在风险面前而并无可能的利益。研究者和资助者必须确保所建议的涉及人类受试者的研究符合普遍接受的科学原则，而且是建立在对有关科学文献充分通晓的基础上。

准则 2　伦理审查委员会

所有涉及人类受试者的研究申请书必须呈送给一个或更多个科学与伦理审查委员会，以便对其科学价值和伦理可接受性进行审查。审查委员会必须独立于研究组之外，委员会从研究中可能获得的直接经济利益或其他物质利益不应影响其审查结果。研究者在进行研究之前必须得到伦理委员会的批准或准许。伦理审查委员会必要时应该在研究过程中作进一步审查，包括监督研究过程。

准则 3　由外部资助的研究的伦理审查

外部资助机构和各研究者应向资助机构所在国呈送一份研究方案，进行伦理和科学审查，所采用的伦理标准应该和资助机构所在国的研究一样严格。东道国卫生当局和全国性或地方性伦理审查委员会应该确保该研究建议符合东道国的健康需求和优先事项，并达到了必需的伦理标准。

准则 4　个人知情同意

对所有涉及人的生物医学研究，研究者必须取得未来受试者的知情同意，或在其无知情能力时，取得按现行法律合法授权的代表的准许。免除知情同意是少见的或例外的，在各种情况下都必须取得伦理审查委员会的批准。

准则5 获取知情同意：应提供给未来研究受试者的基本信息

在请求每个人同意参与研究之前，研究者必须以其能够理解的语言或其他交流方式提供以下信息：

1. 所有的人都是被邀请参加研究的，为何考虑其适于参加本研究，说明参加是自愿的；

2. 所有的人均可自由地拒绝参加，也可随时撤出研究，而不会受到处罚，也不会失去本应授予的利益；

3. 说明研究目的，由研究者和受试者实施的程序，解释研究和常规医疗有何不同；

4. 关于对照试验：解释研究设计的特点（如随机双盲对照），以及受试者将不被告知所指定的治疗，直至研究结束和解盲；

5. 参与研究的预定期限（包括到研究中心来的次数、时间和总共需要的时间），以及受试者提前结束实验的可能性；

6. 是否要以货币或其他物品作为参与研究的回报，如果有，说明种类和数量；

7. 在研究结束后，受试者将被告知总的研究发现，以及和个人特殊健康状态有关的发现；

8. 受试者有权要求获得其数据，即使这些数据还没有直接应用价值（除非伦理审查委员会批准数据暂时或永远不公开，在此情况下应该通知受试者，并说明不公开的理由）；

9. 参与研究对受试者（或其他人）有何可预见的风险、痛苦、不适或不便，包括对受试者配偶或性伴的风险、健康或福利的影响；

10. 参与研究对受试者是否有直接的预期利益；

11. 本研究对社区或全社会的预期利益，以及对科学知识的贡献；

12. 当研究结束且研究产品或干预措施已证明安全有效时，它们是否会提供给受试者，何时、如何提供，以及是否要付钱；

13. 是否有现在可得到的其他干预措施或治疗方法；

14. 关于确保尊重受试者隐私和能识别受试者身份的记录的保密规定；

15. 说明研究者保守秘密的能力会受到法律或其他方面的限制，以及违反保密的可能后果；

16. 说明使用遗传检验结果和家庭遗传信息的有关政策，对未经受试者同意而泄露其遗传检验结果（如向保险公司或顾主泄露）是否以有预防措施；

17. 说明研究资助者，研究者隶属单位，研究基金的性质和来源；

18. 说明有可能为研究目的而使用（直接使用或二次使用）医疗过程中取得的受试者的病历或生物标本；

19. 说明是否有计划在研究结束时将研究中收集的生物标本销毁，如果无此计划，说明有关标本保存的细节（何处保存，如何保存，保存多久，及最后处置）和将来可能的使用，以及受试者有权对将来的使用作决定，有权拒绝保存或要求把材料销毁；

20. 说明是否有可能从生物标本中研发出商业产品，受试者是否将从这些产品的开发中获得货币或其他利益；

21. 说明研究者是否仅作为研究者，还是既作为研究者又作为受试者的医生；

22. 说明研究者向受试者提供医疗服务的责任范围；

23. 说明对与研究有关的某些特殊类型的伤害或并发症将提供免费治疗，治疗的性质和期限，医疗机构名称或个体医生姓名，以及该治疗的资金有无问题；

24. 说明一旦这类伤害造成丧失能力或死亡，受试者或受试者的家庭、被抚养者将以什么方式、由什么机构得到赔偿（抑或并无提供此类赔偿得计划）；

25. 说明在未来受试者被邀请参与研究的国度里，索赔权是否有法律保证；

26. 说明本研究方案已获伦理审查委员会批准或准许。

准则 6　获取知情同意：资助者和研究者的义务

资助者和研究者有以下责任：

1. 避免毫无理由的欺骗、不正当影响或恐吓；

2. 只有在确定了未来受试者对有关事实及参与研究的后果已有充分理解，并有充分机会考虑是否参加研究之后，才能去征求其同意；

3. 一般规定是从每个未来受试者获取已签名的同意书，作为知情同意书的证据，研究者对这一规定的任何例外均应说明理由，并应取得伦理审查委员会的批准；

4. 如果研究条件或程序有了明显变动，或者获得了可能影响受试者愿意继续参加研究的新信息时，应更新每个受试者的知情同意书；

5. 在长期研究项目中，应按预先定好的间隔期与每个受试者续签知情同意书，即使研究目的和设计并无变动。

准则 7　诱导参与研究

受试者可因收入上的损失、旅行费用和其他由于参与研究带来的支出而得到偿还；他们还可享受免费医疗服务。特别是不能从研究中获得直接利益的受试者，可以 因研究带来不便或花费时间而付给酬金。但是，所付的酬金不应太多，所提供的医疗服务也不应太广泛，以免诱导未来受试者同意参与研究，而违反其更好的判断（“不正当诱导”）。所有的支付、偿还或医疗服务均应得到伦理审查委员会的批准。

准则 8　参与研究的利益与风险

在涉及人的生物医学研究中，研究者必须保证对潜在的利益与风险已作了合理权衡，且风险已最低化。

1. 能为受试者个人带来直接诊断、治疗或预防利益的干预措施或操作应该进行论证，以确定就风险和利益而言，它们对受试者个人是否和现有的其他方法至少同样有利。对这类“有利的”干预措施或操作的风险必须联系它们对受试者个人的预期利益来进行合理性论证。

2. 不能直接诊断、治疗或预防利益的干预措施对受试者个人的风险必须联系它们对社会的预期利益（即可普通化的知识）来进行论证。这类干预措施带来的风险对于所获得的知识而言必须是合理的。

准则 9　当研究涉及无知情同意能力的人时对风险的特殊限制

当以无知情同意能力的个人为研究受试者在伦理和科学上得到合理性论证时，那些对受试者个人无直接利益的研究所带来的风险既不多见于也不大于对这些人的常规医学或心理学检查的风险。比这类风险轻微或很小增高的风险可能也是允许的，如果这种增高有压倒性的科学或医学上的根据，而且伦理审查委员会已予批准。

准则 10　在资源贫乏的人群和社区中的研究

在资源贫乏的人群或社区进行研究之前，资助者和研究者必须尽最大努力来确保：

1. 研究是为了针对该人群和社区的健康需求和优先事项；

2. 为了该人群或社区的利益，所研发的任何干预措施和产品或所产生的任何知识都将能为该人群或社区合理可得。

准则 11 临床实验中对照组的选择

作为一般规则，在诊断、治疗、预防性干预实验中，对照组的受试者应该接受一种已证明有效的干预措施。在某些情况下，使用另外一种对比措施，不安慰剂或“无治疗”，在伦理上可能是接受的。

安慰剂可用于：

1. 当没有已证明有效的干预措施时；

2. 当不给予已证明有效的干预措施至多只会使受试者暴露于暂时的不适或延缓症状的缓解时；

3. 当用已证明有效的干预措施作为对比不能产生科学上可靠的结果，而使用安慰剂不会增加任何使受试者蒙受严重或不可逆性伤害的风险时。

准则 12 研究受试者群体选择中负担和利益的公平分配

研究受试者群体或社区的选择应该使研究的负担和利益能够公平分配。如果将某些能够从研究中获益的群体或社区排除在外，必须有合理性论证。

准则 13 涉及脆弱人群的研究

如要征募脆弱个人作为研究受试者，必须有特别的合理性论证，他们一旦被选中，必须采取保护他们权利和福利的严格措施。

准则 14 涉及儿童的研究

再进行涉及儿童的研究之前，研究者必须保证：

1. 研究不能在成人同样好地进行；

2. 研究目的是为了获得与儿童健康需求有关的知识；

3. 每个儿童的父/母或法定代理人已给予允许；

4. 已取得在儿童能力范围内的同意（赞同）；

5. 儿童拒绝参与或拒绝继续参与研究的意愿应受到尊重。

准则 15 因精神和行为疾患而无充分知情同意能力的人的研究

在对因精神或行为疾患而无足够知情同意能力的人进行研究之前，研究者必须保证：

1. 如果该研究能在有充分知情同意能力的人身上进行的一样好，则不应以这些人作为研究受试者；

2. 研究的目的是为了获得与精神或行为疾患患者的特殊健康需求有关的知识；

3. 已在每个受试者的能力范围内取得其同意，未来受试者拒绝参加与研究的意向必须受到尊重，除非在例外的情况下，即没有其他合理的医学治疗方法，且当地法律允许推翻受试者的反对意见时；

4. 当未来受试者缺乏同意能力时，可由一名适当的家庭成员或法律授权的代表按照现行法律给予同意。

准则 16 妇女作为研究受试者

研究者、资助者或伦理审查委员会不应将育龄妇女排除在生物医学研究之外。在研究期间有可能怀孕，本身不应成为排除或限制其参与的理由。但是，对妊娠妇女 及其胎儿风险的详尽讨论，是使妇女能对参与临床实验作出理性选择的前提。在这种讨论中，如果参与研究可能对在研究中怀孕的妇女及其胎儿构成危险，则资助者/研究者应该保证在研究开始之前向未来受试者提供妊娠实验和有效避孕方法。如果由于法律或宗教原因做不到这点，研究者就不应该征募可能怀孕的妇女参与这种可能有危险的研究。

准则 17　孕妇作为研究受试者

孕妇应该认为是符合参与生物医学研究条件的。研究者和伦理审查委员会应该确保怀孕的未来受试者充分了解参与研究对她们自己、对其妊娠、对胎儿、对其以后的子女以及对其生育能力的利益和风险。

对这一人群的研究只有当其和孕妇及其胎儿的特殊健康需求有关，或和一般孕妇的健康需求有关时才能进行，并还应尽量得到动物实验特别是致畸和致突变风险的可靠的证据的支持。

准则 18　保密

研究者必须建立对受试者的研究数据保密的可靠保护措施。受试者应被告知研究者维护保密性的能力受到法律或其他方面的限制，以及违反保密可能造成的后果。

准则 19　受伤害的受试者获得治疗与赔偿的权利

研究者应该确保，研究受试者如因参与研究而受到伤害时，有权得到对该伤害的免费治疗，并得到经济或其他方面的援助，以公平地补偿他们造成的损伤、丧失能力或残疾。如果由于参与研究而死亡，他们所赡养的人有权得到赔偿。受试者不得被要求放弃赔偿的权利。

准则 20　加强生物医学研究中伦理与科学审查的能力

许多国家缺乏能力来评价或确保在其法律制度下所建议或实施的生物医学研究的科学质量或伦理可接受性。在外部资助的合作性研究中，资助者和研究者有伦理学义务确保他们在这些国家所负责的生物医学研究对于全国的或地方的生物医学研究的设计或实施能力作出有效的贡献，并为这些研究提供科学与伦理审查和监督。

能力建设包括，但不限于以下活动：

1. 建立和加强独立的、有能力的伦理审查过程/委员会；
2. 加强研究能力；
3. 开发适于医疗保健和生物医学研究的技术；
4. 培养研究和医疗保健人员；
5. 教育研究受试者抽样的社区。

准则 21　外部资助者提供医疗保健服务的伦理学义务

外部资助者有伦理学义务确保提供：

1. 对安全地实施研究十分重要的医疗保健服务；
2. 当受试者由于研究性干预而受到伤害时给予治疗；
3. 服务是资助者承诺中的必要部分，使作为研究成果的研发产品或有利干预措施能成为有关社区或人群合理可得。

附录四　生物医学研究审查伦理委员会操作指南

生物医学研究审查伦理委员会操作指南，世界卫生组织（Operational Guidelines for Ethics Committees

That Review Biomedical Research，2000，World Health Organization）

前言

对人体进行生物医学研究试验的伦理和科学标准已在一些国际性的指南中制定和确立，包括《赫尔辛基宣言》、国际医学科学组织委员会（CIOMS）的《人体生物医学研究国际伦理指南》及世界卫生组织（WHO）和人用药物注册技术要求国际协调会议（ICH）对药品临床试验管理规范的指南。遵循这些指南有助于使受试者的尊严、权力、安全和福利，以及研究结果的可信性得到保证。

所有的国际指南除要求有知情同意，以及对不能同意者予以适当保护外，还要求对生物医学研究进行伦理和科学的审查，以作为保护参加研究的个人和社区的必要措施。从这些指南的目的来看，生物医学研究包括对药品、医疗仪器、医学放射和影像、外科手术、病历和生物标本，以及流行病学、社会和心理学的研究。

WHO 指南的目的在于促进和支持世界各国的伦理审查。他们基于对国际指南已确立的伦理审查要求的严格评价，以及基于对世界各国现有的伦理审查实践的评价；但无意取代各国和各地区对生物医学研究的伦理审查要求，也无意代替国家的法律和规定。

大多数生物医学研究主要考虑的是某些特殊群体的利益。WHO 估计对医学研究和开发的 90%的资源仅用于造成目前不到全球危害的 10%的那些疾病上。已颁布的国际指南有助于加强各国生物医学研究的伦理审查的能力，为纠正这种不平衡作出贡献。

一、目的

指南的目的是为提高生物医学研究伦理审查的质量和一致性。指南旨在补充现有的法律、法规与惯例，并在此基础上，各国伦理委员会能够制定其各自的书面程序，以发挥它们在生物医学研究中的作用。在这方面，指南确立了保证伦理审查质量的国际标准。指南应被各国和地区用来制订、评估和不断修订对生物医学研究伦理审查的标准操作程序。

二、伦理委员会的作用

伦理委员会审查生物医学研究的目的是为保护所有实际的或可能的受试者的尊严、权利、安全和福利。涉及人类受试者研究的主要原则是“尊重人的尊严”，研究的目的虽然重要，但绝不能超越受试者的健康、福利和保健。伦理委员会应考虑公正的原则。公正要求研究利益和负担在社会所有团体和阶层中的公平分配，同时考虑年龄、性别、经济状况、文化和种族问题。

伦理委员会应对研究项目的伦理学进行独立的、称职的和及时的审查。伦理委员会的组成、运作和决定应不受政治、机构、职业和市场的影响。同样，他们应在自己的工作中证明其工作能力和效率。

伦理委员会负责在研究开始前对研究项目进行审查。同时还应对已通过审查、正在进行的研究项目实行定期的伦理评价。

伦理委员会有责任根据可能的受试者和有关社区的整体利益行事，同时考虑到研究人员的利益和需求，并对有关的行政机构和现行法律的要求保持应有的尊重。

三、伦理审查系统的建立

国家、机构和社会团体应努力建立伦理委员会和伦理审查系统，以最大限度地保护受试者，并为生物医学研究在科学和伦理方面可达到的最高质量做出贡献。政府应适当地促进国家、机构和地方建立独立的、多学科的、多部门的、成员是兼职的伦理委员会。伦理委员会需要行政上和财政上的支持。

需要建立各级伦理审查相互联系的程序，以保证审查的一致性和促进合作。国家、机构和地方委员会之间需要建立合作和交流的机制，以保证畅通、有效地交流，并促进国内伦理审查的发展和伦理委员会成员的继续教育。此外，对一个国家内多地点或多个国家进行的生物医学研究方案，还需建立审查程序。应建立区域、国家和地方多层次的伦理审查网络，以保证发挥生物医学审查的最大作用，同时也保证接受社会各方面的意见。

四、伦理委员会的组成

伦理委员会的组成应保证其有能力对申请研究项目的所有伦理问题进行审查和评价，并保证能在没有偏倚和影响其独立性的情况下进行工作。

伦理委员会的组成应是多学科和多部门的，包括相关的科学技术专长，均衡的年龄和性别分布，还要有代表社区利益的非专业人士参加。

伦理委员会的建立应符合国家现行的法律和规定，并符合其所服务社会的价值观和原则。

伦理委员会应建立公开的标准操作程序，注明伦理委员会的主管部门、伦理委员会的功能和职责、成员资格的要求、任期、任职的条件、办公室、秘书处的结构、内部程序和法定到会人数的要求。伦理委员会应按既定的操作程序工作。

以定期（年度）报告的形式总结伦理委员会的工作的有益的。

（一）成员资格

应建立筛选和招募伦理委员会成员的明确程序，应拟订候选人资格的规定，包括伦理委员会成员义务和职责的要点。应建立包括以下各点的成员资格要求：

1. 负责任命机构的名称；
2. 成员选择的程序，包括任命成员的方法（如一致同意、多数表决通过、直接任命）；
3. 任命时应避免利益冲突，如不能避免，关于这类利益应该透明；
4. 成员轮转制应考虑保证伦理委员会成员的连续性、专业知识的发展和维持，并不断吸收新的观点和方法。

（二）任期

应确定任期，包括以下几点：

1. 任职期限；
2. 连任的规定；
3. 取消资格的程序；
4. 辞职的程序；
5. 替换的程序。

（三）任命的条件

任命条件的陈述包括以下几点：

1. 成员应同意公开他/她的完整姓名、职业和隶属关系；

2. 伦理委员会内部和有关的工作报酬和其他开支，应该有记录，并能应要求公布于众；

3. 成员应签署一项有关会议审议、申请、受试者信息和相关事宜的保密协议；伦理委员会的所有行政工作人员也应签署类似的保密协议。

（四）办公室

为了更好地进行伦理审查，伦理委员会应建立有明确职责的办公室。对伦理委员会内的行政人员（如主席、秘书）、设立每个办公室的必备条件、办公室名称与地位、办公室的职责和义务（如：会议日程，会议记录，决议通告）要予以说明。应建立选择或任命行政人员的明确程序。

除伦理委员会的行政人员外，伦理委员会应有足够的辅助人员来行使职责。

（五）法定人数的规定

伦理委员会应确定审查和批准一项申请所需法定人数的明确规定。这些要求包括：

1. 构成法定人数所需的最少的到会成员人数（例如，超过半数成员）；

2. 专业资格的要求（例如医生、律师、统计学家、医疗辅助人员、非专业人士），以及法定人数中专业资格分布的要求；法定人数中不能完全由某一专业或某一种性别的人组成；法定人数中至少应有一名成员的主要技术专长是非科学领域，并至少有一名成员独立于机构/研究场所。

（六）独立顾问

伦理委员会可以聘请或委任常任独立顾问，他们可以就所提议的研究方案向伦理委员会提供专门的意见。这些顾问可以是伦理或法律方面的、特定疾病或方法学的专家，或者也可以是社区、患者或特定利益团体的代表。应规定独立顾问的授权范围。

（七）伦理委员会成员的教育

伦理委员会成员需要有关生物医学研究的伦理道德和科学方面的初始培训和继续教育。任命条件应规定伦理委员会成员有接受伦理委员会工作的初始培训和继续培训的 机会，以提高他们伦理审查能力。任命条件中还应包括初始培训和继续教育的要求和预期目标。这种教育可以与同地区、国家和领域内的其他伦理委员会合作安排，以及与针对伦理委员会成员初始和继续教育的其他机会相联系。

五、提交申请

伦理委员会负责对提交生物医学研究计划审查的申请表规定详细的要求。申请者应很容易得到这些要求。

（一）申请

应由对该项研究的伦理和科学行为负责的、有资格的研究者提交生物医学研究伦理审查的申请。

（二）申请要求

研究计划申请伦理审查的要求应在申请程序中明确说明。这些要求包括以下内容：

1. 受理申请材料的伦理委员会秘书或委员的姓名、地址；

2. 申请表格；

3. 提交的格式；

4. 文件［见五、（三）文件］；

5. 准备提交的（核心）文件中使用的语言；

6. 提交的副本份数；

7. 与审查日期有关的提交申请的截止日期；

8. 收到申请的告知方式，包括申请不完整的告知方式；

9. 审查后通知决定的预期时间；

10. 伦理委员会要求申请人补充资料或修改文件的期限；

11. 审查一项申请所需费用的构成（如果有的话）；

12. 修正方案、补充材料、可能的受试者信息或知情同意书的申请程序。

（三）文件

申请者应提供对所提议研究进行全面、完整的伦理审查所需全部文件。包括（但不限于）以下内容：

1. 签名并注明日期的申请表；

2. 所提议的研究方案（明确标注并注明日期），以及证实文件和附件；

3. 摘要（尽可能用非技术性语言）、大纲或流程图；

4. 对研究中涉及的伦理方面的描述（通常包括在方案中）；

5. 病例报告表、受试者日记卡和其他问卷表；

6. 当研究涉及一种研究产品（如正在研究中的药品和医疗仪器）时，有关该产品的所有安全性、药理学、制药和毒理学资料摘要，加上对该产品迄今的临床经验总结（如最近的研究者手册，公开发表的数据，产品特性的摘要）；

7. 研究者专业履历（最新的，签名并注明日期）；

8. 用于招募受试者的材料（包括广告）；

9. 获得并证明知情同意过程的描述；

10. 用受试者能理解的语言（必要时用其他语言），向他们提供书面和其他形式的研究信息（明确标注并注明日期）；

11. 用受试者能理解的语言（必要时用其他语言）制作的知情同意书（明确标注并注明日期）；

12. 向受试者提供的因参与研究而给予的任何补偿（包括费用和获得医疗保健）的说明；

13. 对损害赔偿金安排的说明（如适用）；

14. 对受试者的保险项目安排的说明（如适用）；

15. 同意遵循相关指南规定的伦理原则的声明；

16. 所有以前其他伦理委员会或管理机构（无论是在同一地点或其他地点）对提议研究的重要决定（包括否定结论或修改方案）和对方案作修改的说明。应提供以前的否定结论的理由。

六、审查

所有正确递交的申请应及时、并按既定审查程序进行审查。

（一）会议要求

伦理委员会应按事先宣布的预定日期定时举行会议。会议要求如下：

1. 根据工作量的负荷安排会议；

2. 会议前，伦理委员会成员应有足够时间审查相关文件；

3. 会议应有记录；应有批准会议记录的程序；

4. 申请者、申办者和（或）研究人员可应邀阐述方案或就某特定问题作详细说明；

5. 根据生效的保密协定，独立顾问可应邀与会或提供书面意见。

（二）审查的要素

伦理委员会的主要任务在于审查研究方案和证实文件，应特别注意签署知情同意书的过程、文件、方案的适宜性和可行性。伦理委员会需考虑先前的科学审查（如果有的话），以及现行法律和法规的要求。如适用，应考虑以下几点：

1. 研究的科学设计和实施

（1）与研究目的有关的研究设计的合理性、统计方法（包括样本量计算）和用最少的受试者人数获得可靠结论的可能性；

（2）权衡受试者和相关群体的预期利益与预计的危险和不便是否合理；

（3）应用对照组的理由；

（4）受试者提前退出的标准；

（5）暂停或终止整个研究的标准；

（6）对研究实施过程的监测和审查的适当的规定，包括成立数据安全监查委员会；

（7）合适的场地，包括辅助人员、可用的设施和应急措施；

（8）报告和出版研究结果的方式。

2. 招募受试者

（1）受试者的人群特征（包括性别、年龄、文化程度、文化背景、经济状况和种族）；

（2）初次接触和招募受试者准备采取的方式；

（3）把所有信息传达给可能的受试者或他们的代表的方式；

（4）受试者的纳入标准；

（5）受试者的排除标准。

3. 受试者的医疗和保护

（1）对所提议的研究，研究人员资格和经验的适宜性；

（2）因研究目的而撤销或不给予标准治疗的设计，和采取此类设计的理由；

（3）在研究过程中和研究后，为受试者提供的医疗保健；

（4）对受试者提供的医疗监督和心理-社会支持的是否完备；

（5）如果研究过程中受试者自愿退出时将采取的措施；

（6）延长使用、紧急使用和（或）出于同情而使用研究产品的标准；

（7）如必要，向受试者的全科医生（家庭医生）提供信息的安排，包括征得受试者对这个做法同意的程序；

（8）研究结束后，受试者可获得研究产品的计划的说明；

（9）对受试者的任何费用支出的说明；

（10）对受试者的奖励与补偿［包括金钱、服务和（或）礼物］；

（11）由于参与研究造成受试者的损伤/残疾/死亡的补偿或治疗的规定；

（12）保险和损害赔偿的安排。

4. 受试者隐私的保护

（1）对于可以接触受试者个人资料（包括医疗记录、生物学标本）人员的规定；

（2）保证有关受试者个人信息的保密和安全的措施。

5. 知情同意的过程

（1）获得知情同意过程的详细描述，包括确认取得知情同意的责任人；

（2）给受试者或其法定代理人的书面和口头信息的充分性、完整性和可理解性；

（3）试图将不能表达知情同意者纳入试验的充分理由，以及为这些人参加试验而取得同意或授权的详细说明；

（4）保证受试者在研究过程中可得到与其参加试验相关的、有用的信息（包括他们的权利、安全和福利）；

（5）在研究过程中听取并答复受试者或其代表的疑问和意见的规定。

6. 社区的考虑

（1）对从当地社区和有关社区中抽取受试者，研究的影响和关联；

（2）研究设计阶段所采取的向有关社区咨询的步骤；

（3）社区对个人同意的影响；

（4）研究过程中所提议的社区咨询；

（5）研究对增强当地能力的贡献程度，例如增强当地医疗保健、研究，以及对公共卫生需求的应对能力；

（6）研究结束后，成功的研究产品在有关社区的可获得性和可负担性；

（7）受试者和有关社区获得研究结果的方式。

（三）加快审查

伦理委员会应建立对研究方案加快审查的程序。这些程序应详细说明下列各点：

1. 符合加快审查的申请、修改和其他需要考虑的事项的类型；

2. 加快审查的法定到会人数的要求；

3. 决定权（如是否需要全体伦理委员会成员确认）。

七、伦理审查的决定

在对生物医学研究伦理审查的申请作决定时，伦理委员会应考虑下列各点：

（一）如果存在利益冲突，该成员应从会议对申请审查的决定程序中退出；该利益冲突应在审查前应向主席说明，并在会议纪要中记录；

（二）只有当有充分的时间进行审查、除伦理委员会成员和工作人员以外的其他人员（如：研究人员、申办者代表、独立顾问）离场的情况下，才可作出决定；

（三）只有在达到法定参会人数（符合伦理委员会书面操作程序的规定）时，会议才能作决定；

（四）对申请进行详细审查所要求的文件应准备齐全，并且在作决定前应考虑上面提到的有关要素［见六、（二）审查的要素］；

（五）只有参与审查的人员才能参与决定；

（六）应按事先确定的方法做出决定（如：一致同意，投票表决）；建议在可能的情况下，以一致同意的方式做出决定；若不可能一致同意，建议伦理委员会投票表决；

（七）非正式的建议可作为决定的附件；

（八）如果是条件性的决定，则应提出修改的明确建议，以及对申请重新审查程序的详细说明；

（九）应明确陈述理由以证明对申请的否定性决定。

八、传达决定

决定应以书面形式、按伦理委员会相关程序传达给申请者，最好在作出决定的会议后两个星期内。决定应包括（但不限于）下列内容：

（一）所审查的研究方案的准确的题目；

（二）明确标注决定所基于的、被提议的研究方案或其修改稿、日期和版本号（如有）；

（三）审查文件的名称和（如有）专门识别号（版本号/日期），包括受试者信息表/材料及知情同意书；

（四）申请人姓名和头衔；

（五）研究场所名称；

（六）决定的日期和地点；

（七）做决定的伦理委员会的名称；

（八）所达成决定的明确阐述；

（九）伦理委员会的任何建议；

（十）如属条件性决定，伦理委员会的任何要求，包括修改的建议和对申请重新审查的程序；

（十一）如是肯定性决定，则有一项申请者责任的声明：如，确认接受论理委员会提出的任何要求；提交进度报告；进行方案修改时要通知伦理委员会（除非只涉及研究 后勤和行政管理方面的修改）；若对招募材料、可能的受试者信息，或知情同意书进行修改时要通知伦理委员会；需要报告与研究有关的严重的和意外的不良事件；需要报告无法预料的情况、终止研究，或其他伦理委员会的重要决定；为了对正在进行的研究审查，伦理委员会需要得到的信息；最后的总结或报告；

（十二）伦理委员会对正在进行的研究审查的时间表/计划；

（十三）如为否定性决定，明确说明作出否定性决定的理由；

（十四）伦理委员会主席（或其他被授权人）的签名（日期）。

九、跟踪审查

伦理委员会应建立跟踪审查程序，跟踪所有作出批准决定的研究的进展，从作出决定开始直到研究终止。应指定伦理委员会和申请者之间的联系热线。跟踪审查程序应考虑以下各点：

（一）法定与会人数要求、审查程序、跟踪审查的联系程序，这些可能与对申请所作最初审查的要求和程序不同；

（二）尽管研究方案每年应至少进行一次跟踪审查，但是，跟踪审查的间隔应由研究方案的性质和事件所决定；

（三）以下情况和事件要求对研究进行跟踪审查

1. 对方案的任何修改，其可能影响受试者权利、安全和（或）福利，或影响研究的实施；

2. 与研究实施和研究产品有关的、严重的和意外的不良事件，以及研究者、申办者和管理机构所采取的措施；

3. 可能影响研究受益/风险比的任何事件或新信息；

（四）跟踪审查的决定应公布并传达给申请者，指出对伦理委员会最初决定的更改、暂停或终止，或确认原决定仍然有效；

（五）在研究提前暂停/终止的情况下，申请者应通知伦理委员会暂停/终止的原因；提前暂停/终止的研究所取得的结果的总结应递交伦理委员会；

（六）研究结束，申请者应通知伦理委员会；

（七）研究的最后总结或报告的副本应递交伦理委员会。

十、文件和档案

伦理委员会的所有文件和往来信件，按书面程序应注明日期、建档并存档。必需说明关于文件、文档和档案的存取和返回程序（包括授权者）。

建议文件存档至少到研究结束后 3 年。

应建立文档并存档的文件包括（但不限于）：

（一）伦理委员会的组成、书面标准操作规程，以及常规（年度）报告；

（二）所有伦理委员会成员的专业履历；

（三）伦理委员会全部收入和开支的记录，包括对秘书处和伦理委员会成员的津贴和补偿；

（四）伦理委员会制定、公布的申请指南；

（五）伦理委员会的会议日程；

（六）伦理委员会会议的记录；

（七）申请者提交的所有材料的一份副本；

（八）伦理委员会成员与申请者或有关人员就申请、决定和跟踪审查问题的往来信件；

（九）送交申请者的决定、建议或要求的副本；

（十）跟踪审查期间收到的所有书面材料；

（十一）研究完成、提前暂停或提前终止的通知；

（十二）研究的最后总结或报告。

附录五　世界医学会《赫尔辛基宣言》
——涉及人类受试者的医学研究伦理原则

在第 18 届世界医学会联合大会通过，芬兰赫尔辛基，1964 年 6 月

并在以下几届修订：

第 29 届世界医学会联合大会，日本东京，1975 年 10 月

第 35 届世界医学会联合大会，意大利威尼斯，1983 年 10 月

第 41 届世界医学会联合大会，中国香港，1989 年 9 月

第 48 届世界医学会联合大会，南非西萨摩赛特，1996 年 10 月

第 52 届世界医学会联合大会，苏格兰爱丁堡，2000 年 10 月

第 53 届世界医学会联合大会，美国华盛顿，2002 年 10 月（增加注释说明）

第 55 届世界医学会联合大会，日本东京，2004 年 10 月（增加注释说明）

第 59 届世界医学会联合大会，韩国首尔，2008 年 10 月

第 64 届世界医学会联合大会，巴西福塔雷萨，2013 年 10 月

前言

1. 世界医学会（WMA）制定《赫尔辛基宣言》，是作为关于涉及人类受试者的医学研究，包括对可确定的人体材料和数据的研究，有关伦理原则的一项声明。

《宣言》应整体阅读，其每一段落应在顾及所有其他相关段落的情况下方可运用。

2. 与世界医学会的授权一致，《宣言》主要针对医生。但世界医学会鼓励其他参与涉及人类受试者的医学研究的人员采纳这些原则。

一般原则

3. 世界医学会的《日内瓦宣言》用下列词语约束医生：“我患者的健康是我最首先要考虑的。”《国际医学伦理标准》宣告：“医生在提供医护时应从患者的最佳利益出发。”

4. 促进和保护患者的健康，包括那些参与医学研究的患者，是医生的责任。医生的知识和良心应奉献于实现这一责任的过程。

5. 医学的进步是以研究为基础的，这些研究必然包含了涉及人类受试者的研究。

6. 涉及人类受试者的医学研究，其基本目的是了解疾病的起因、发展和影响，并改进预防、诊断和治疗干预措施（方法、操作和治疗）。即使对当前最佳干预措施也必须通过研究，不断对其安全性、效果、效率、可及性和质量进行评估。

7. 医学研究应符合的伦理标准是，促进并确保对所有人类受试者的尊重，并保护他们的健康和权利。

8. 若医学研究的根本目的是为产生新的知识，则此目的不能凌驾于受试者个体的权利和利益之上。

9. 参与医学研究的医生有责任保护受试者的生命、健康、尊严、公正、自主决定权、隐私和个人信息。保护受试者的责任必须由医生或其他卫生保健专业人员承担，决不能由受试者本人承担，即使他们给予同意的承诺。

10. 医生在开展涉及人类受试者的研究时，必须考虑本国伦理、法律、法规所制定的规范和标准，以及适用的国际规范和标准。本《宣言》所阐述的任何一项受试者保护条款，都不能在国内或国际伦理、法律、法规所制定的规范和标准中被削减或删除。

11. 医学研究应在尽量减少环境损害的情况下进行。

12. 涉及人类受试者的医学研究必须由受过适当伦理和科学培训，且具备资质的人员来开展。对患者或健康志愿者的研究要求由一名能胜任的并具备资质的医生或卫生保健专业人员负责监督管理。

13. 应为那些在医学研究中没有被充分代表的群体提供适当的机会，使他们能够参与到研究之中。

14. 当医生将医学研究与临床医疗相结合时，只可让其患者作为研究受试者参加那些于潜在预防、诊断或治疗价值而言是公正的，并有充分理由相信参与研究不会对患者健康带来负面影响的研究。

15. 必须确保因参与研究而受伤害的受试者得到适当的补偿和治疗。

风险、负担和获益

16. 在医学实践和医学研究中，绝大多数干预措施具有风险，并有可能造成负担。

只有在研究目的的重要性高于受试者的风险和负担的情况下，涉及人类受试者的医学研究才可以开展。

17. 所有涉及人类受试者的医学研究项目在开展前，必须认真评估该研究对个人和群体造成的可预见的风险和负担，并比较该研究为他们或其他受影响的个人或群体带来的可预见的益处。

必须考量如何将风险最小化。研究者必须对风险进行持续监控、评估和记录。

18. 只有在确认对研究相关风险已做过充分的评估并能进行令人满意的管理时，医生才可以参与到涉及人类受试者的医学研究之中。

当发现研究的风险大于潜在的获益，或已有决定性的证据证明研究已获得明确的结果时，医生必须评估是继续、修改还是立即结束研究。

弱势的群体和个人

19. 有些群体和个人特别脆弱，更容易受到胁迫或者额外的伤害。

所有弱势的群体和个人都需要得到特别的保护。

20. 仅当研究是出于弱势人群的健康需求或卫生工作需要，同时又无法在非弱势人群中开展时，涉及这些弱势人群的医学研究才是正当的。此外，应该保证这些人群从研究结果，包括知识、实践和干预中获益。

科学要求和研究方案

21. 涉及人类受试者的医学研究必须符合普遍认可的科学原则，这应基于对科学文献、其他相关信息、足够的实验和适宜的动物研究信息的充分了解。实验动物的福利应给予尊重。

22. 每个涉及人类受试者的研究项目的设计和操作都必须在研究方案中有明确的描述。

研究方案应包括与方案相关的伦理考量的表述，应表明本《宣言》中的原则是如何得到体现的。研究方案应包括有关资金来源、申办方、隶属机构、潜在利益冲突、对受试者的诱导，以及对因参与研究而造成的伤害所提供的治疗和（或）补偿条款等。

临床试验中，研究方案还必须描述试验后如何给予适当的安排。

研究伦理委员会

23. 研究开始前，研究方案必须提交给相关研究伦理委员会进行考量、评估、指导和批准。该委员会必须透明运作，必须独立于研究者、申办方及其他任何不当影响之外，并且必须有正式资质。该委员会必须考虑到本国或研究项目开展各国的法律、法规，以及适用的国际规范和标准，但是本《宣言》为受试者所制定的保护条款决不允许被削减或删除。

该委员会必须有权监督研究的开展，研究者必须向其提供监督的信息，特别是关于严重不良事件的信息。未经该委员会的审查和批准，不可对研究方案进行修改。研究结束后，研究者必须向委员会提交结题报告，包括对研究发现和结论的总结。

隐私和保密

24. 必须采取一切措施保护受试者的隐私并对个人信息进行保密。

知情同意

25. 个人以受试者身份参与医学研究必须是自愿的。尽管与家人或社区负责人进行商议可能是恰当的，但是除非有知情同意能力的个人自由地表达同意，不然他/她不能被招募进入研究项目。

26. 涉及人类受试者的医学研究，每位潜在受试者必须得到足够的信息，包括研究目的、方法、资金来源、任何可能的利益冲突、研究者组织隶属、预期获益和潜在风险、研究可能造成的不适等任何与研究相关的信息。受试者必须被告知其拥有拒绝参加研究的权利，以及在任何时候收回同意退出研究而不被报复的权利。特别应注意为受试者个人提供他们所需要的具体信息，以及提供信息的方法。

在确保受试者理解相关信息后，医生或其他合适的、有资质的人应该设法获得受试者自由表达的知情同意，最好以书面形式。如果同意不能以书面形式表达，那么非书面的同意必须进行正式记录并有证明人在场。

必须向所有医学研究的受试者提供获得研究预计结果相关信息的选择权。

27. 如果潜在受试者与医生有依赖关系，或有被迫表示同意的可能，在设法获得其参与研究项目的知情同意时，医生必须特别谨慎。在这种情况下，知情同意必须由一位合适的、有资质的且完全独立于这种关系之外的人来获取。

28. 如果潜在受试者不具备知情同意的能力，医生必须从其法定代理人处设法征得知情同意。这些不具备知情同意能力的受试者决不能被纳入到对他们没有获益可能的研究之中，除非研究的目的是为了促进该受试者所代表人群的健康，同时研究又不能由具备知情同意能力的人员代替参与，并且研究只可能使受试者承受最小风险和最小负担。

29. 当一个被认为不具备知情同意能力的潜在受试者能够表达是否参与研究的决定时，医生在设法征得其法定代理人的同意之外，还必须征询受试者本人的这种表达。受试者的异议应得到尊重。

30. 当研究涉及身体或精神上不具备知情同意能力的受试者时（比如无意识的患者），只有在阻碍知情同意的身体或精神状况正是研究目标人群的一个必要特点的情况下，研究方可开展。在这种情况下，医生必须设法征得法定代理人的知情同意。如果缺少此类代理人，并且研究不能被延误，那么该研究在没有获得知情同意的情况下仍可开展，前提是参与研究的受试者无法给予知情同意的具体原因已在研究方案中被描述，并且该研究已获得伦理委员会批准。即便如此，仍应尽早从受试者或其法定代理人那里获得继续参与研究的同意意见。

31. 医生必须完全地告知患者在医疗护理中与研究项目有关的部分。患者拒绝参与研究或中途退出研究的决定，绝不能妨碍患者与医生之间的关系。

32. 对于使用可辨识的人体材料或数据的医学研究，通常情况下医生必须设法征得对收集、分析、存放和（或）再使用这些材料或数据的同意。有些情况下，同意可能难以或无法获得，或者为得到同意可能会对研究的有效性造成威胁。在这些情况下，研究只有在得到一个伦理委员会的审查和批准后方可进行。

安慰剂使用

33. 一种新干预措施的获益、风险、负担和有效性，必须与已被证明的最佳干预措施进行对照试验，除非在下列情况下：

在缺乏已被证明有效的干预措施的情况下，在研究中使用安慰剂或无干预处理是可以接受的；或者有强有力的、科学合理的方法论支持的理由相信，使用任何比现有最佳干预低效的干预措施、或使用安慰剂、或无干预处理对于确定一种干预措施的有效性和安全性是必要的。

并且接受任何比现有最佳干预低效的干预措施、或使用安慰剂、或无干预处理的患者，不会因未接受已被证明的最佳干预措施而遭受额外的、严重或不可逆伤害的风险。

要特别注意，对这种选择必须极其谨慎以避免滥用。

试验后规定

34. 在临床试验开展前，申办方、研究者和主办国政府应制定试验后规定，以照顾所有参加试验，并仍需要获得在试验中确定有益的干预措施的受试者。此信息必须在知情同意过程中向受试者公开。

研究的注册、出版和结果发布

35. 每项涉及人类受试者的研究在招募第一个受试者之前，必须在可公开访问的数据库进行登记。

36. 研究者、作者、申办方、编辑和出版者对于研究成果的出版和发布都有伦理义务。研究者有责任公开他们涉及人类受试者的研究结果，并对其报告的完整性和准确性负责。他们的报告应遵守被广泛认可的伦理指南。负面的、不确定的结果必须和积极的结果一起发表，或通过其他途径使公众知晓。资金来源、机构隶属和利益冲突必须在出版物上公布。不遵守本《宣言》原则的研究报告不应被接受发表。

临床实践中未经证明的干预措施

37. 对个体的患者进行治疗时，如果被证明有效的干预措施不存在或其他已知干预措施无效，医生在征得专家意见并得到患者或其法定代理人的知情同意后，可以使用尚未被证明有效的干预措施，前提是根据医生的判断这种干预措施有希望挽救生命、重建健康或减少痛苦。随后，应将这种干预措施作为研究对象，并对评估其安全性和有效性进行设计。在任何情况下，新信息都必须被记录，并在适当的时候公之于众。

附录六　药物临床试验质量管理规范

国家食品药品监督管理局令　第3号

《药物临床试验质量管理规范》于2003年6月4日经国家食品药品监督管理局局务会审议通过，现予发布。本规范自2003年9月1日起施行。

二〇〇三年八月六日

第一章 总 则

第一条 为保证药物临床试验过程规范，结果科学可靠，保护受试者的权益并保障其安全，根据《中华人民共和国药品管理法》、《中华人民共和国药品管理法实施条例》，参照国际公认原则，制定本规范。

第二条 药物临床试验质量管理规范是临床试验全过程的标准规定，包括方案设计、组织实施、监查、稽查、记录、分析总结和报告。

第三条 凡进行各期临床试验、人体生物利用度或生物等效性试验，均须按本规范执行。

第四条 所有以人为对象的研究必须符合《世界医学大会赫尔辛基宣言》(附录1)，即公正、尊重人格、力求使受试者最大程度受益和尽可能避免伤害。

第二章 临床试验前的准备与必要条件

第五条 进行药物临床试验必须有充分的科学依据。在进行人体试验前，必须周密考虑该试验的目的及要解决的问题，应权衡对受试者和公众健康预期的受益及风险，预期的受益应超过可能出现的损害。选择临床试验方法必须符合科学和伦理要求。

第六条 临床试验用药品由申办者准备和提供。进行临床试验前，申办者必须提供试验药物的临床前研究资料，包括处方组成、制造工艺和质量检验结果。所提供的临床前资料必须符合进行相应各期临床试验的要求，同时还应提供试验药物已完成和其他地区正在进行与临床试验有关的有效性和安全性资料。临床试验药物的制备，应当符合《药品生产质量管理规范》。

第七条 药物临床试验机构的设施与条件应满足安全有效地进行临床试验的需要。所有研究者都应具备承担该项临床试验的专业特长、资格和能力，并经过培训。临床试验开始前，研究者和申办者应就试验方案、试验的监查、稽查和标准操作规程以及试验中的职责分工等达成书面协议。

第三章 受试者的权益保障

第八条 在药物临床试验的过程中，必须对受试者的个人权益给予充分的保障，并确保试验的科学性和可靠性。受试者的权益、安全和健康必须高于对科学和社会利益的考虑。伦理委员会与知情同意书是保障受试者权益的主要措施。

第九条 为确保临床试验中受试者的权益，须成立独立的伦理委员会，并向国家食品药品监督管理局备案。伦理委员会应有从事医药相关专业人员、非医药专业人员、法律专家及来自其他单位的人员，至少五人组成，并有不同性别的委员。伦理委员会的组成和工作不应受任何参与试验者的影响。

第十条 试验方案需经伦理委员会审议同意并签署批准意见后方可实施。在试验进行期间，试验方案的任何修改均应经伦理委员会批准；试验中发生严重不良事件，应及时向伦理委员会报告。

第十一条 伦理委员会对临床试验方案的审查意见应在讨论后以投票方式作出决定，参与该临床试验的委员应当回避。因工作需要可邀请非委员的专家出席会议，但不投票。伦理委员会应建立工作程序，所有会议及其决议均应有书面记录，记录保存至临床试验结束后五年。

第十二条 伦理委员会应从保障受试者权益的角度严格按下列各项审议试验方案：

（一）研究者的资格、经验、是否有充分的时间参加临床试验，人员配备及设备条件等是否符合试验要求；

（二）试验方案是否充分考虑了伦理原则，包括研究目的、受试者及其他人员可能遭受的风险和受益及试验设计的科学性；

（三）受试者入选的方法，向受试者（或其家属、监护人、法定代理人）提供有关本试验的信息资料是否完整易懂，获取知情同意书的方法是否适当；

（四）受试者因参加临床试验而受到损害甚至发生死亡时，给予的治疗和（或）保险措施；

（五）对试验方案提出的修正意见是否可接受；

（六）定期审查临床试验进行中受试者的风险程度。

第十三条 伦理委员会接到申请后应及时召开会议，审阅讨论，签发书面意见，并附出席会议的委员名单、专业情况及本人签名。伦理委员会的意见可以是：

（一）同意；

（二）作必要的修正后同意；

（三）不同意；

（四）终止或暂停已批准的试验。

第十四条 研究者或其指定的代表必须向受试者说明有关临床试验的详细情况：

（一）受试者参加试验应是自愿的，而且有权在试验的任何阶段随时退出试验而不会遭到歧视或报复，其医疗待遇与权益不会受到影响；

（二）必须使受试者了解，参加试验及在试验中的个人资料均属保密。必要时，药品监督管理部门、伦理委员会或申办者，按规定可以查阅参加试验的受试者资料；

（三）试验目的、试验的过程与期限、检查操作、受试者预期可能的受益和风险，告知受试者可能被分配到试验的不同组别；

（四）必须给受试者充分的时间以便考虑是否愿意参加试验，对无能力表达同意的受试者，应向其法定代理人提供上述介绍与说明。知情同意过程应采用受试者或法定代理人能理解的语言和文字，试验期间，受试者可随时了解与其有关的信息资料；

（五）如发生与试验相关的损害时，受试者可以获得治疗和相应的补偿。

第十五条 经充分和详细解释试验的情况后获得知情同意书：

（一）由受试者或其法定代理人在知情同意书上签字并注明日期，执行知情同意过程的研究者也需在知情同意书上签署姓名和日期；

（二）对无行为能力的受试者，如果伦理委员会原则上同意、研究者认为受试者参加试验符合其本身利益时，则这些患者也可以进入试验，同时应经其法定监护人同意并签名及注明日期；

（三）儿童作为受试者，必须征得其法定监护人的知情同意并签署知情同意书，当儿童能做出同意参加研究的决定时，还必须征得其本人同意；

（四）在紧急情况下，无法取得本人及其合法代表人的知情同意书，如缺乏已被证实有效的治疗方法，而试验药物有望挽救生命，恢复健康，或减轻病痛，可考虑作为受试者，但需要在试验方案和有关文件中清楚说明接受这些受试者的方法，并事先取得伦理委员会同意；

（五）如发现涉及试验药物的重要新资料则必须将知情同意书作书面修改送伦理委员会批准后，再次取得受试者同意。

第四章　试验方案

第十六条　临床试验开始前应制定试验方案，该方案应由研究者与申办者共同商定并签字，报伦理委员会审批后实施。

第十七条　临床试验方案应包括以下内容：

（一）试验题目；

（二）试验目的，试验背景，临床前研究中有临床意义的发现和与该试验有关的临床试验结果、已知对人体的可能危险与受益，及试验药物存在人种差异的可能；

（三）申办者的名称和地址，进行试验的场所，研究者的姓名、资格和地址；

（四）试验设计的类型，随机化分组方法及设盲的水平；

（五）受试者的入选标准，排除标准和剔除标准，选择受试者的步骤，受试者分配的方法；

（六）根据统计学原理计算要达到试验预期目的所需的病例数；

（七）试验用药品的剂型、剂量、给药途径、给药方法、给药次数、疗程和有关合并用药的规定，以及对包装和标签的说明；

（八）拟进行临床和实验室检查的项目、测定的次数和药代动力学分析等；

（九）试验用药品的登记与使用记录、递送、分发方式及储藏条件；

（十）临床观察、随访和保证受试者依从性的措施；

（十一）中止临床试验的标准，结束临床试验的规定；

（十二）疗效评定标准，包括评定参数的方法、观察时间、记录与分析；

（十三）受试者的编码、随机数字表及病例报告表的保存手续；

（十四）不良事件的记录要求和严重不良事件的报告方法、处理措施、随访的方式、时间和转归；

（十五）试验用药品编码的建立和保存，揭盲方法和紧急情况下破盲的规定；

（十六）统计分析计划，统计分析数据集的定义和选择；

（十七）数据管理和数据可溯源性的规定；

（十八）临床试验的质量控制与质量保证；

（十九）试验相关的伦理学；

（二十）临床试验预期的进度和完成日期；

（二十一）试验结束后的随访和医疗措施；

（二十二）各方承担的职责及其他有关规定；

（二十三）参考文献。

第十八条　临床试验中，若确有需要，可以按规定程序对试验方案作修正。

第五章　研究者的职责

第十九条　负责临床试验的研究者应具备下列条件：

（一）在医疗机构中具有相应专业技术职务任职和行医资格；

（二）具有试验方案中所要求的专业知识和经验；

（三）对临床试验方法具有丰富经验或者能得到本单位有经验的研究者在学术上的指导；

（四）熟悉申办者所提供的与临床试验有关的资料与文献；

（五）有权支配参与该项试验的人员和使用该项试验所需的设备。

第二十条　研究者必须详细阅读和了解试验方案的内容，并严格按照方案执行。

第二十一条　研究者应了解并熟悉试验药物的性质、作用、疗效及安全性（包括该药物临床前研究的有关资料），同时也应掌握临床试验进行期间发现的所有与该药物有关的新信息。

第二十二条　研究者必须在有良好医疗设施、实验室设备、人员配备的医疗机构进行临床试验，该机构应具备处理紧急情况的一切设施，以确保受试者的安全。实验室检查结果应准确可靠。

第二十三条　研究者应获得所在医疗机构或主管单位的同意，保证有充分的时间在方案规定的期限内负责和完成临床试验。研究者须向参加临床试验的所有工作人员说明有关试验的资料、规定和职责，确保有足够数量并符合试验方案的受试者进入临床试验。

第二十四条　研究者应向受试者说明经伦理委员会同意的有关试验的详细情况，并取得知情同意书。

第二十五条　研究者负责作出与临床试验相关的医疗决定，保证受试者在试验期间出现不良事件时得到适当的治疗。

第二十六条　研究者有义务采取必要的措施以保障受试者的安全，并记录在案。在临床试验过程中如发生严重不良事件，研究者应立即对受试者采取适当的治疗措施，同时报告药品监督管理部门、卫生行政部门、申办者和伦理委员会，并在报告上签名及注明日期。

第二十七条　研究者应保证将数据真实、准确、完整、及时、合法地载入病历和病例报告表。

第二十八条　研究者应接受申办者派遣的监查员或稽查员的监查和稽查及药品监督管理部门的稽查和视察，确保临床试验的质量。

第二十九条　研究者应与申办者商定有关临床试验的费用，并在合同中写明。研究者在临床试验过程中，不得向受试者收取试验用药所需的费用。

第三十条　临床试验完成后，研究者必须写出总结报告，签名并注明日期后送申办者。

第三十一条　研究者中止一项临床试验必须通知受试者、申办者、伦理委员会和药品监督管理部门，并阐明理由。

第六章　申办者的职责

第三十二条　申办者负责发起、申请、组织、监查和稽查一项临床试验，并提供试验经费。申办者按国家法律、法规等有关规定，向国家食品药品监督管理局递交临床试验的申请，也可委托合同研究组织执行临床试验中的某些工作和任务。

第三十三条　申办者选择临床试验的机构和研究者，认可其资格及条件以保证试验的完成。

第三十四条　申办者提供研究者手册，其内容包括试验药物的化学、药学、毒理学、药理学和临床的（包括以前的和正在进行的试验）资料和数据。

第三十五条　申办者在获得国家食品药品监督管理局批准并取得伦理委员会批准件后方可按方案组织临床试验。

第三十六条　申办者、研究者共同设计临床试验方案，述明在方案实施、数据管理、统计分析、结果报告、发表论文方式等方面职责及分工。签署双方同意的试验方案及合同。

第三十七条　申办者向研究者提供具有易于识别、正确编码并贴有特殊标签的试验药物、标准品、对照药品或安慰剂，并保证质量合格。试验用药品应按试验方案的需要进行适当包装、保存。申办者应建立试验用药品的管理制度和记录系统。

第三十八条　申办者任命合格的监查员，并为研究者所接受。

第三十九条　申办者应建立对临床试验的质量控制和质量保证系统，可组织对临床试验的稽查以保证质量。

第四十条　申办者应与研究者迅速研究所发生的严重不良事件，采取必要的措施以保证受试者的安全和权益，并及时向药品监督管理部门和卫生行政部门报告，同时向涉及同一药物的临床试验的其他研究者通报。

第四十一条　申办者中止一项临床试验前，须通知研究者、伦理委员会和国家食品药品监督管理局，并述明理由。

第四十二条　申办者负责向国家食品药品监督管理局递交试验的总结报告。

第四十三条　申办者应对参加临床试验的受试者提供保险，对于发生与试验相关的损害或死亡的受试者承担治疗的费用及相应的经济补偿。申办者应向研究者提供法律上与经济上的担保，但由医疗事故所致者除外。

第四十四条　研究者不遵从已批准的方案或有关法规进行临床试验时，申办者应指出以求纠正，如情况严重或坚持不改，则应终止研究者参加临床试验并向药品监督管理部门报告。

第七章　监查员的职责

第四十五条　监查的目的是为了保证临床试验中受试者的权益受到保障，试验记录与报告的数据准确、完整无误，保证试验遵循已批准的方案和有关法规。

第四十六条　监查员是申办者与研究者之间的主要联系人。其人数及访视的次数取决于临床试验的复杂程度和参与试验的医疗机构的数目。监查员应有适当的医学、药学或相关专业学历，并经过必要的训练，熟悉药品管理有关法规，熟悉有关试验药物的临床前和临床方面的信息以及临床试验方案及其相关的文件。

第四十七条　监查员应遵循标准操作规程，督促临床试验的进行，以保证临床试验按方案执行。具体内容包括：

（一）在试验前确认试验承担单位已具有适当的条件，包括人员配备与培训情况，实验室设备齐全、运转良好，具备各种与试验有关的检查条件，估计有足够数量的受试者，参与研究人员熟悉试验方案中的要求；

（二）在试验过程中监查研究者对试验方案的执行情况，确认在试验前取得所有受试者的知情同意书，了解受试者的入选率及试验的进展状况，确认入选的受试者合格；

（三）确认所有数据的记录与报告正确完整，所有病例报告表填写正确，并与原始资料一致。所有错误或遗漏均已改正或注明，经研究者签名并注明日期。每一受试者的剂量改变、治疗变更、合并用药、伴发疾病、失访、检查遗漏等均应确认并记录。核实入选受试者的退出与失访已在病例报告表中予以说明；

（四）确认所有不良事件均记录在案，严重不良事件在规定时间内作出报告并记录在案；

（五）核实试验用药品按照有关法规进行供应、储藏、分发、收回，并做相应的记录；

（六）协助研究者进行必要的通知及申请事宜，向申办者报告试验数据和结果；

（七）应清楚如实记录研究者未能做到的随访、未进行的试验、未做的检查，以及是否对错误、遗漏作出纠正；

（八）每次访视后作一书面报告递送申办者，报告应述明监查日期、时间、监查员姓名、监查的发现等。

第八章　记录与报告

第四十八条　病历作为临床试验的原始文件，应完整保存。病例报告表中的数据来自原始文件并与原始文件一致，试验中的任何观察、检查结果均应及时、准确、完整、规范、真实地记录于病历和正确地填写至病例报告表中，不得随意更改，确因填写错误，作任何更正时应保持原记录清晰可辨，由更正者签署姓名和时间。

第四十九条　临床试验中各种实验室数据均应记录或将原始报告复印件粘贴在病例报告表上，在正常范围内的数据也应具体记录。对显著偏离或在临床可接受范围以外的数据须加以核实。检测项目必须注明所采用的计量单位。

第五十条　为保护受试者隐私，病例报告表上不应出现受试者的姓名。研究者应按受试者的代码确认其身份并记录。

第五十一条　临床试验总结报告内容应与试验方案要求一致，包括：

（一）随机进入各组的实际病例数，脱落和剔除的病例及其理由；

（二）不同组间的基线特征比较，以确定可比性；

（三）对所有疗效评价指标进行统计分析和临床意义分析。统计结果的解释应着重考虑其临床意义；

（四）安全性评价应有临床不良事件和实验室指标合理的统计分析，对严重不良事件应详细描述和评价；

（五）多中心试验评价疗效，应考虑中心间存在的差异及其影响；

（六）对试验药物的疗效和安全性以及风险和受益之间的关系作出简要概述和讨论。

第五十二条　临床试验中的资料均须按规定保存（附录 2）及管理。研究者应保存临床试验资料至临床试验终止后五年。申办者应保存临床试验资料至试验药物被批准上市后五年。

第九章 数据管理与统计分析

第五十三条 数据管理的目的在于把试验数据迅速、完整、无误地纳入报告，所有涉及数据管理的各种步骤均需记录在案，以便对数据质量及试验实施进行检查。用适当的程序保证数据库的保密性，应具有计算机数据库的维护和支持程序。

第五十四条 临床试验中受试者分配必须按试验设计确定的随机分配方案进行，每名受试者的处理分组编码应作为盲底由申办者和研究者分别保存。设盲试验应在方案中规定揭盲的条件和执行揭盲的程序，并配有相应处理编码的应急信件。在紧急情况下，允许对个别受试者紧急破盲而了解其所接受的治疗，但必须在病例报告表上述明理由。

第五十五条 临床试验资料的统计分析过程及其结果的表达必须采用规范的统计学方法。临床试验各阶段均需有生物统计学专业人员参与。临床试验方案中需有统计分析计划，并在正式统计分析前加以确认和细化。若需作中期分析，应说明理由及操作规程。对治疗作用的评价应将可信区间与假设检验的结果一并考虑。所选用统计分析数据集需加以说明。对于遗漏、未用或多余的资料须加以说明，临床试验的统计报告必须与临床试验总结报告相符。

第十章 试验用药品的管理

第五十六条 临床试验用药品不得销售。

第五十七条 申办者负责对临床试验用药品作适当的包装与标签，并标明为临床试验专用。在双盲临床试验中，试验药物与对照药品或安慰剂在外形、气味、包装、标签和其他特征上均应一致。

第五十八条 试验用药品的使用记录应包括数量、装运、递送、接受、分配、应用后剩余药物的回收与销毁等方面的信息。

第五十九条 试验用药品的使用由研究者负责，研究者必须保证所有试验用药品仅用于该临床试验的受试者，其剂量与用法应遵照试验方案，剩余的试验用药品退回申办者，上述过程需由专人负责并记录在案，试验用药品须有专人管理。研究者不得把试验用药品转交任何非临床试验参加者。

第六十条 试验用药品的供给、使用、储藏及剩余药物的处理过程应接受相关人员的检查。

第十一章 质量保证

第六十一条 申办者及研究者均应履行各自职责，并严格遵循临床试验方案，采用标准操作规程，以保证临床试验的质量控制和质量保证系统的实施。

第六十二条 临床试验中有关所有观察结果和发现都应加以核实，在数据处理的每一阶段必须进行质量控制，以保证数据完整、准确、真实、可靠。

第六十三条 药品监督管理部门、申办者可委托稽查人员对临床试验相关活动和文件进行系统性检查，以评价试验是否按照试验方案、标准操作规程以及相关法规要求进行，试验数据是否及时、真实、准确、完整地记录。稽查应由不直接涉及该临床试验的人员执行。

第六十四条 药品监督管理部门应对研究者与申办者在实施试验中各自的任务与执行状况进行视察。参加临床试验的医疗机构和实验室的有关资料及文件（包括病历）均应接受药品监督管理部门的视察。

第十二章 多中心试验

第六十五条 多中心试验是由多位研究者按同一试验方案在不同地点和单位同时进行的临床试验。各中心同期开始与结束试验。多中心试验由一位主要研究者总负责，并作为临床试验各中心间的协调研究者。

第六十六条 多中心试验的计划和组织实施要考虑以下各点：

（一）试验方案由各中心的主要研究者与申办者共同讨论认定，伦理委员会批准后执行；

（二）在临床试验开始时及进行的中期应组织研究者会议；

（三）各中心同期进行临床试验；

（四）各中心临床试验样本大小及中心间的分配应符合统计分析的要求；

（五）保证在不同中心以相同程序管理试验用药品，包括分发和储藏；

（六）根据同一试验方案培训参加该试验的研究者；

（七）建立标准化的评价方法，试验中所采用的实验室和临床评价方法均应有统一的质量控制，实验室检查也可由中心实验室进行；

（八）数据资料应集中管理与分析，应建立数据传递、管理、核查与查询程序；

（九）保证各试验中心研究者遵从试验方案，包括在违背方案时终止其参加试验。

第六十七条 多中心试验应当根据参加试验的中心数目和试验的要求，以及对试验用药品的了解程度建立管理系统，协调研究者负责整个试验的实施。

第十三章 附　　则

第六十八条 本规范下列用语的含义是：

临床试验（Clinical Trial）指任何在人体（患者或健康志愿者）进行药物的系统性研究，以证实或揭示试验药物的作用、不良反应及/或试验药物的吸收、分布、代谢和排泄，目的是确定试验药物的疗效与安全性。

试验方案（Protocol）叙述试验的背景、理论基础和目的，试验设计、方法和组织，包括统计学考虑、试验执行和完成的条件。方案必须由参加试验的主要研究者、研究机构和申办者签章并注明日期。

研究者手册（Investigator Brochure）是有关试验药物在进行人体研究时已有的临床与非临床研究资料。

知情同意（Informed Consent），指向受试者告知一项试验的各方面情况后，受试者自愿确认其同意参加该项临床试验的过程，须以签名和注明日期的知情同意书作为文件证明。

知情同意书（Informed Consent Form），是每位受试者表示自愿参加某一试验的文件证明。研究者需向受试者说明试验性质、试验目的、可能的受益和风险、可供选用的其他治疗方法以及符合《赫尔辛基宣言》规定的受试者的权利和义务等，使受试者充分了解后表达其同意。

伦理委员会（Ethics Committee），由医学专业人员、法律专家及非医务人员组成的独立组织，其职责为核查临床试验方案及附件是否合乎道德，并为之提供公众保证，确保受试者的安全、健康和权益受到保护。该委员会的组成和一切活动不应受临床试验组织和实施者的干扰或影响。

研究者（Investigator），实施临床试验并对临床试验的质量及受试者安全和权益的负责者。研究者必须经过资格审查，具有临床试验的专业特长、资格和能力。

协调研究者（Coordinating Investigator），在多中心临床试验中负责协调参加各中心研究者工作的一名研究者。

申办者（Sponsor），发起一项临床试验，并对该试验的启动、管理、财务和监查负责的公司、机构或组织。

监查员（Monitor），由申办者任命并对申办者负责的具备相关知识的人员，其任务是监查和报告试验的进行情况和核实数据。

稽查（Audit），指由不直接涉及试验的人员所进行的一种系统性检查，以评价试验的实施、数据的记录和分析是否与试验方案、标准操作规程以及药物临床试验相关法规要求相符。

视察（Inspection），药品监督管理部门对一项临床试验的有关文件、设施、记录和其他方面进行官方审阅，视察可以在试验单位、申办者所在地或合同研究组织所在地进行。

病例报告表（Case Report Form，CRF），指按试验方案所规定设计的一种文件，用以记录每一名受试者在试验过程中的数据。

试验用药品（Investigational Product），用于临床试验中的试验药物、对照药品或安慰剂。

不良事件（Adverse Event），患者或临床试验受试者接受一种药品后出现的不良医学事件，但并不一定与治疗有因果关系。

严重不良事件（Serious Adverse Event），临床试验过程中发生需住院治疗、延长住院时间、伤残、影响工作能力、危及生命或死亡、导致先天畸形等事件。

标准操作规程（Standard Operating Procedure，SOP），为有效地实施和完成某一临床试验中每项工作所拟定的标准和详细的书面规程。

设盲（Blinding/Masking），临床试验中使一方或多方不知道受试者治疗分配的程序。单盲指受试者不知，双盲指受试者、研究者、监查员或数据分析者均不知治疗分配。

合同研究组织（Contract Research Organization，CRO），一种学术性或商业性的科学机构。申办者可委托其执行临床试验中的某些工作和任务，此种委托必须作出书面规定。

第六十九条 本规范由国家食品药品监督管理局负责解释。

第七十条 本规范自 2003 年 9 月 1 日起施行，原国家药品监督管理局 1999 年 9 月 1 日发布的《药品临床试验管理规范》同时废止.

注：国家食品药品监管总局药化注册司已于 2015 年 2 月 6 日发布“关于征求《药物临床试验质量管理规范》修订稿意见的通知”敬请留意规范的更迭。

附录七 医疗器械临床试验质量管理规范

第一章 总 则

第一条 为加强对医疗器械临床试验的管理，维护医疗器械临床试验过程中受试者权益，保证医疗器械临床试验过程规范，结果真实、科学、可靠和可追溯，根据《医疗器械监督管理条例》，制定本规范。

第二条 在中华人民共和国境内开展医疗器械临床试验，应当遵循本规范。

本规范涵盖医疗器械临床试验全过程，包括临床试验的方案设计、实施、监查、核查、检查，以及数据的采集、记录，分析总结和报告等。

第三条 本规范所称医疗器械临床试验，是指在经资质认定的医疗器械临床试验机构中，对拟申请注册的医疗器械在正常使用条件下的安全性和有效性进行确认或者验证的过程。

第四条 医疗器械临床试验应当遵循依法原则、伦理原则和科学原则。

第五条 省级以上食品药品监督管理部门负责对医疗器械临床试验的监督管理。

卫生计生主管部门在职责范围内加强对医疗器械临床试验的管理。

食品药品监督管理部门、卫生计生主管部门应当建立医疗器械临床试验质量管理信息通报机制，加强第三类医疗器械、列入国家大型医用设备配置管理品目的医疗器械开展临床试验审批情况以及相应的临床试验监督管理数据的信息通报。

第二章 临床试验前准备

第六条 进行医疗器械临床试验应当有充分的科学依据和明确的试验目的，并权衡对受试者和公众健康预期的受益以及风险，预期的受益应当超过可能出现的损害。

第七条 临床试验前，申办者应当完成试验用医疗器械的临床前研究，包括产品设计（结构组成、工作原理和作用机理、预期用途以及适用范围、适用的技术要求）和质量检验、动物试验以及风险分析等，且结果应当能够支持该项临床试验。质量检验结果包括自检报告和具有资质的检验机构出具的一年内的产品注册检验合格报告。

第八条 临床试验前，申办者应当准备充足的试验用医疗器械。试验用医疗器械的研制应当符合适用的医疗器械质量管理体系相关要求。

第九条 医疗器械临床试验应当在两个或者两个以上医疗器械临床试验机构中进行。

所选择的试验机构应当是经资质认定的医疗器械临床试验机构，且设施和条件应当满足安全有效地进行临床试验的需要。研究者应当具备承担该项临床试验的专业特长、资格和能力，并经过培训。

医疗器械临床试验机构资质认定管理办法由国家食品药品监督管理总局会同国家卫生和计划生育委员会另行制定。

第十条 临床试验前，申办者与临床试验机构和研究者应当就试验设计、试验质量控制、试验中的职责分工、申办者承担的临床试验相关费用以及试验中可能发生的伤害处理原则等达成书面协议。

第十一条　临床试验应当获得医疗器械临床试验机构伦理委员会的同意。列入需进行临床试验审批的第三类医疗器械目录的，还应当获得国家食品药品监督管理总局的批准。

第十二条　临床试验前，申办者应当向所在地省、自治区、直辖市食品药品监督管理部门备案。

接受备案的食品药品监督管理部门应当将备案情况通报临床试验机构所在地的同级食品药品监督管理部门以及卫生计生主管部门。

第三章　受试者权益保障

第十三条　医疗器械临床试验应当遵循《世界医学大会赫尔辛基宣言》确定的伦理准则。

第十四条　伦理审查与知情同意是保障受试者权益的主要措施。

参与临床试验的各方应当按照试验中各自的职责承担相应的伦理责任。

第十五条　申办者应当避免对受试者、临床试验机构和研究者等临床试验参与者或者相关方产生不当影响或者误导。

临床试验机构和研究者应当避免对受试者、申办者等临床试验参与者或者相关方产生不当影响或者误导。

第十六条　申办者、临床试验机构和研究者不得夸大参与临床试验的补偿措施，误导受试者参与临床试验。

第十七条　临床试验前，申办者应当通过研究者和临床试验机构的医疗器械临床试验管理部门向伦理委员会提交下列文件：

（一）临床试验方案；

（二）研究者手册；

（三）知情同意书文本和其他任何提供给受试者的书面材料；

（四）招募受试者和向其宣传的程序性文件；

（五）病例报告表文本；

（六）自检报告和产品注册检验报告；

（七）研究者简历、专业特长、能力、接受培训和其他能够证明其资格的文件；

（八）临床试验机构的设施和条件能够满足试验的综述；

（九）试验用医疗器械的研制符合适用的医疗器械质量管理体系相关要求的声明；

（十）与伦理审查相关的其他文件。

伦理委员会应当秉承伦理和科学的原则，审查和监督临床试验的实施。

第十八条　在临床试验过程中发生下列情况之一的，研究者应当及时向临床试验机构的医疗器械临床试验管理部门报告，并经其及时通报申办者、报告伦理委员会：

（一）严重不良事件；

（二）进度报告，包括安全性总结和偏离报告；

（三）对伦理委员会已批准文件的任何修订，不影响受试者权益、安全和健康，或者与临床试验目的或终点不相关的非实质性改变无需事前报告，但事后应当书面告知；

（四）暂停、终止或者暂停后请求恢复临床试验；

（五）影响受试者权益、安全和健康或者临床试验科学性的临床试验方案偏离，包括请求偏离和报告偏离。

为保护受试者权益、安全和健康，在紧急情况下发生的偏离无法及时报告的，应当在事后以书面形式尽快按照相关规定报告。

第十九条 临床试验过程中，如修订临床试验方案以及知情同意书等文件、请求偏离、恢复已暂停临床试验，应当在获得伦理委员会的书面批准后方可继续实施。

第二十条 应当尽量避免选取未成年人、孕妇、老年人、智力障碍人员、处于生命危急情况的患者等作为受试者；确需选取时，应当遵守伦理委员会提出的有关附加要求，在临床试验中针对其健康状况进行专门设计，并应当有益于其健康。

第二十一条 在受试者参与临床试验前，研究者应当充分向受试者或者无民事行为能力人、限制民事行为能力人的监护人说明临床试验的详细情况，包括已知的、可以预见的风险和可能发生的不良事件等。经充分和详细解释后由受试者或者其监护人在知情同意书上签署姓名和日期，研究者也需在知情同意书上签署姓名和日期。

第二十二条 知情同意书一般应当包括下列内容以及对事项的说明：

（一）研究者的姓名以及相关信息；

（二）临床试验机构的名称；

（三）试验名称、目的、方法、内容；

（四）试验过程、期限；

（五）试验的资金来源、可能的利益冲突；

（六）预期受试者可能的受益和已知的、可以预见的风险以及可能发生的不良事件；

（七）受试者可以获得的替代诊疗方法以及其潜在受益和风险的信息；

（八）需要时，说明受试者可能被分配到试验的不同组别；

（九）受试者参加试验应当是自愿的，且在试验的任何阶段有权退出而不会受到歧视或者报复，其医疗待遇与权益不受影响；

（十）告知受试者参加试验的个人资料属于保密，但伦理委员会、食品药品监督管理部门、卫生计生主管部门或者申办者在工作需要时按照规定程序可以查阅受试者参加试验的个人资料；

（十一）如发生与试验相关的伤害，受试者可以获得治疗和经济补偿；

（十二）受试者在试验期间可以随时了解与其有关的信息资料；

（十三）受试者在试验期间可能获得的免费诊疗项目和其他相关补助。

知情同意书应当采用受试者或者监护人能够理解的语言和文字。知情同意书不应当含有会引起受试者放弃合法权益以及免除临床试验机构和研究者、申办者或者其代理人应当负责任的内容。

第二十三条 获得知情同意还应当符合下列要求：

（一）对无行为能力的受试者，如果伦理委员会原则上同意、研究者认为受试者参加临床试验符合其自身利益时，也可以进入临床试验，但试验前应当由其监护人签名并注明日期；

（二）受试者或者其监护人均无阅读能力时，在知情过程中应当有一名见证人在场，经过详细解释知情同意书后，见证人阅读知情同意书与口头知情内容一致，由受试者或者其监护人口头同意后，见证人在知情同意书上签名并注明日期，见证人的签名与研究者的签名应当在同一天；

（三）未成年人作为受试者，应当征得其监护人的知情同意并签署知情同意书，未成年人能对是否参加试验作出意思表示的，还应当征得其本人同意；

（四）如发现涉及试验用医疗器械的重要信息或者预期以外的临床影响，应当对知情同意书相关内容进行修改，修改的知情同意书经伦理委员会认可后，应当由受试者或者其监护人重新签名确认。

第二十四条　知情同意书应当注明制定的日期或者修订后版本的日期。如知情同意书在试验过程中有修订，修订版的知情同意书执行前需再次经伦理委员会同意。修订版的知情同意书报临床试验机构后，所有未结束试验流程的受试者如受影响，都应当签署新修订的知情同意书。

第二十五条　受试者有权在临床试验的任何阶段退出并不承担任何经济责任。

第四章　临床试验方案

第二十六条　开展医疗器械临床试验，申办者应当按照试验用医疗器械的类别、风险、预期用途等组织制定科学、合理的临床试验方案。

第二十七条　未在境内外批准上市的新产品，安全性以及性能尚未经医学证实的，临床试验方案设计时应当先进行小样本可行性试验，待初步确认其安全性后，再根据统计学要求确定样本量开展后续临床试验。

第二十八条　医疗器械临床试验方案应当包括下列内容：

（一）一般信息；

（二）临床试验的背景资料；

（三）试验目的；

（四）试验设计；

（五）安全性评价方法；

（六）有效性评价方法；

（七）统计学考虑；

（八）对临床试验方案修正的规定；

（九）对不良事件和器械缺陷报告的规定；

（十）直接访问源数据、文件；

（十一）临床试验涉及的伦理问题和说明以及知情同意书文本；

（十二）数据处理与记录保存；

（十三）财务和保险；

（十四）试验结果发表约定。

上述部分内容可以包括在方案的其他相关文件如研究者手册中。临床试验机构的具体信息、试验结果发表约定、财务和保险可以在试验方案中表述，也可以另行制定协议加以规定。

第二十九条 多中心临床试验由多位研究者按照同一试验方案在不同的临床试验机构中同期进行。其试验方案的设计和实施应当至少包括以下内容：

（一）试验方案由申办者组织制定并经各临床试验机构以及研究者共同讨论认定，且明确牵头单位临床试验机构的研究者为协调研究者；

（二）协调研究者负责临床试验过程中各临床试验机构间的工作协调，在临床试验前期、中期和后期组织研究者会议，并与申办者共同对整个试验的实施负责；

（三）各临床试验机构原则上应当同期开展和结束临床试验；

（四）各临床试验机构试验样本量以及分配、符合统计分析要求的理由；

（五）申办者和临床试验机构对试验培训的计划与培训记录要求；

（六）建立试验数据传递、管理、核查与查询程序，尤其明确要求各临床试验机构试验数据有关资料应当由牵头单位集中管理与分析；

（七）多中心临床试验结束后，各临床试验机构研究者应当分别出具临床试验小结，连同病历报告表按规定经审核后交由协调研究者汇总完成总结报告。

第五章　伦理委员会职责

第三十条 医疗器械临床试验机构伦理委员会应当至少由 5 名委员组成，包括医学专业人员、非医学专业人员，其中应当有不同性别的委员。非医学专业委员中至少有一名为法律工作者，一名为该临床试验机构以外的人员。伦理委员会委员应当具有评估和评价该项临床试验的科学、医学和伦理学等方面的资格或者经验。所有委员应当熟悉医疗器械临床试验的伦理准则和相关规定，并遵守伦理委员会的章程。

第三十一条 医疗器械伦理委员会应当遵守《世界医学大会赫尔辛基宣言》伦理准则和食品药品监督管理部门的规定，建立相应的工作程序并形成文件，按照工作程序履行职责。

伦理委员会中独立于研究者和申办者的委员有权发表意见并参与有关试验的表决。

第三十二条 伦理委员会召开会议应当事先通知，参加评审和表决人数不能少于 5 人，作出任何决定应当由伦理委员会组成成员半数以上通过。

研究者可以提供有关试验的任何方面的信息，但不应当参与评审、投票或者发表意见。

伦理委员会在审查某些特殊试验时，可以邀请相关领域的专家参加。

第三十三条 伦理委员会应当从保障受试者权益的角度严格审议试验方案以及相关文件，并应当重点关注下列内容：

（一）研究者的资格、经验以及是否有充分的时间参加该临床试验。

（二）临床试验机构的人员配备以及设备条件等是否符合试验要求。

（三）受试者可能遭受的风险程度与试验预期的受益相比是否合适。

（四）试验方案是否充分考虑了伦理原则，是否符合科学性，包括研究目的是否适当、受试者的权益是否得到保障、其他人员可能遭受风险的保护以及受试者入选的方法是否科学。

（五）受试者入选方法，向受试者或者其监护人提供的有关本试验的信息资料是否完整、受试者是否可以理解，获取知情同意书的方法是否适当；必要时，伦理委员会应当组织受试人群代表对资料的可理解程度进行测试，评估知情同意是否适当，评估结果应当书面记录并保存至临床试验结束后10年。

（六）受试者若发生与临床试验相关的伤害或者死亡，给予的治疗和保险措施是否充分。

（七）对试验方案提出的修改意见是否可以接受。

（八）是否能够在临床试验进行中定期分析评估对受试者的可能危害。

（九）对试验方案的偏离可能影响受试者权益、安全和健康，或者影响试验的科学性、完整性，是否可以接受。

第三十四条 多中心临床试验的伦理审查应当由牵头单位伦理委员会负责建立协作审查工作程序，保证审查工作的一致性和及时性。

各临床试验机构试验开始前应当由牵头单位伦理委员会负责审查试验方案的伦理合理性和科学性，参加试验的其他临床试验机构伦理委员会在接受牵头单位伦理委员会审查意见的前提下，可以采用会议审查或者文件审查的方式，审查该项试验在本临床试验机构的可行性，包括研究者的资格与经验、设备与条件等，一般情况下不再对试验方案设计提出修改意见，但是有权不批准在其临床试验机构进行试验。

第三十五条 伦理委员会接到医疗器械临床试验的申请后应当召开会议，审阅讨论，签发书面意见、盖章，并附出席会议的人员名单、专业以及本人签名。伦理委员会的意见可以是：

（一）同意；

（二）作必要的修改后同意；

（三）不同意；

（四）暂停或者终止已批准的试验。

第三十六条 伦理委员会应当对本临床试验机构的临床试验进行跟踪监督，发现受试者权益不能得到保障等情形，可以在任何时间书面要求暂停或者终止该项临床试验。

被暂停的临床试验，未经伦理委员会同意，不得恢复。

第三十七条 伦理委员会应当保留全部有关记录至临床试验完成后至少10年。

第六章 申办者职责

第三十八条 申办者负责发起、申请、组织、监查临床试验，并对临床试验的真实性、可靠性负责。申办者通常为医疗器械生产企业。申办者为境外机构的，应当按规定在我国境内指定代理人。

第三十九条 申办者负责组织制定和修改研究者手册、临床试验方案、知情同意书、病例报告表、有关标准操作规程以及其他相关文件，并负责组织开展临床试验所必需的培训。

第四十条 申办者应当根据试验用医疗器械的特性，在经资质认定的医疗器械临床试验机构中选择试验机构及其研究者。申办者在与临床试验机构签署临床试验协议前，应当向临床试验机构和研究者提供最新的研究者手册以及其他相关文件，以供其决定是否可以承担该项临床试验。

第四十一条 研究者手册应当包括下列主要内容：

（一）申办者、研究者基本信息；

（二）试验用医疗器械的概要说明；

（三）支持试验用医疗器械预期用途和临床试验设计理由的概要和评价；

（四）试验用医疗器械的制造符合适用的医疗器械质量管理体系要求的声明。

第四十二条 申办者在组织临床试验方案的制定中不得夸大宣传试验用医疗器械的机理和疗效。

第四十三条 在临床试验过程中，申办者得到影响临床试验的重要信息时，应当及时对研究者手册以及相关文件进行修改，并通过临床试验机构的医疗器械临床试验管理部门提交伦理委员会审查同意。

第四十四条 申办者应当与临床试验机构和研究者就下列事项达成书面协议：

（一）按照相关法律法规和临床试验方案实施临床试验，并接受监查、核查和检查；

（二）遵循数据记录和报告程序；

（三）保留与试验有关的基本文件不少于法定时间，直至申办者通知临床试验机构和研究者不再需要该文件为止；

（四）申办者得到伦理委员会批准后，负责向临床试验机构和研究者提供试验用医疗器械，并确定其运输条件、储存条件、储存时间、有效期等；

（五）试验用医疗器械应当质量合格，具有易于识别、正确编码以及贴有“试验用”的特殊标识，并按照临床试验方案要求进行适当包装和保存；

（六）申办者应当制定临床试验质量控制相关的标准操作规程，如试验用医疗器械的运输、接收、储存、分发、处理、回收等，供临床试验机构和研究者遵循。

第四十五条 申办者对试验用医疗器械在临床试验中的安全性负责。当发现可能影响受试者安全或者试验实施可能改变伦理委员会对继续试验的批准情况时，申办者应当立即通知所有临床试验机构和研究者，并作出相应处理。

第四十六条 申办者决定暂停或者终止临床试验的，应当在5日内通知所有临床试验机构医疗器械临床试验管理部门，并书面说明理由。临床试验机构医疗器械临床试验管理部门应当及时通知相应的研究者、伦理委员会。对暂停的临床试验，未经伦理委员会同意，不得恢复。临床试验结束后，申办者应当书面告知其所在地省、自治区、直辖市食品药品监督管理部门。

第四十七条 申办者应当保证实施临床试验的所有研究者严格遵循临床试验方案，发现临床试验机构和研究者不遵从有关法律法规、本规范和临床试验方案的，应当及时指出并予以纠正；如情况严重或者持续不改，应当终止试验，并向临床试验机构所在地省、自治区、直辖市食品药品监督管理部门和国家食品药品监督管理总局报告。

第四十八条 申办者应当为发生与临床试验相关的伤害或者死亡的受试者承担治疗的费用以及相应的经济补偿，但在诊疗活动中由医疗机构及其医务人员过错造成的损害除外。

第四十九条 申办者应当对临床试验承担监查责任，并选择符合要求的监查员履行监查职责。

监查员人数以及监查的次数取决于临床试验的复杂程度和参与试验的临床试验机构数目。

第五十条 监查员应当有相应的临床医学、药学、生物医学工程、统计学等相关专业背景，并经过必要的培训，熟悉有关法规和本规范，熟悉有关试验用医疗器械的非临床和同类产品临床方面的信息、临床试验方案及其相关的文件。

第五十一条 监查员应当遵循由申办者制定的试验用医疗器械临床试验监查标准操作规程，督促临床试验按照方案实施。具体职责包括：

（一）在试验前确认临床试验机构已具有适当的条件，包括人员配备与培训符合要求，实验室设备齐全、工作情况良好，预期有足够数量的受试者，参与研究人员熟悉试验要求。

（二）在试验前、中、后期监查临床试验机构和研究者是否遵循有关法规、本规范和临床试验方案。

（三）确认每位受试者在参与临床试验前签署知情同意书，了解受试者的入选情况以及试验的进展状况；对研究者未能做到的随访、未进行的试验、未做的检查，以及是否对错误、遗漏做出纠正等，应当清楚、如实记录；对修订的知情同意书，确认未结束临床试验流程并受影响的受试者重新签署。

（四）确认所有病例报告表填写正确，并与原始资料一致；所有错误或者遗漏均已改正或者注明，经研究者签名并注明日期；每一试验的病种、病例总数和病例的性别、年龄、治疗效果等均应当确认并记录。

（五）确认受试者退出临床试验或者不依从知情同意书规定要求的情况记录在案，并与研究者讨论此种情况。

（六）确认所有不良事件、并发症和其他器械缺陷均记录在案，严重不良事件和可能导致严重不良事件的器械缺陷在规定时间内作出报告并记录在案。

（七）监查试验用医疗器械样品的供给、使用、维护以及运输、接收、储存、分发、处理与回收。

（八）监督临床试验过程中相关设备的定期维护和校准。

（九）确保研究者收到的所有临床试验相关文件为最新版本。

（十）每次监查后应当书面报告申办者，报告应当包括监查员姓名、监查日期、监查时间、监查地点、监查内容、研究者姓名、项目完成情况、存在的问题、结论以及对错误、遗漏做出的纠正等。

第五十二条 申办者为保证临床试验的质量，可以组织独立于临床试验、并具有相应培训和经验的核查员对临床试验开展情况进行核查，评估临床试验是否符合试验方案的要求。

核查可以作为申办者临床试验质量管理常规工作的一部分，也可以用于评估监查活动的有效性，或者针对严重的或者反复的临床试验方案偏离、涉嫌造假等情况开展核查。

第五十三条 核查员应当根据临床试验的重要性、受试者数量、临床试验的类型以及复杂性、受试者风险水平等制定核查方案和核查程序。

第五十四条 对于严重不良事件和可能导致严重不良事件的器械缺陷，申办者应当在获知后 5 个工作日内向所备案的食品药品监督管理部门和同级卫生计生主管部门报告，同时应当向参与试验的其他临床试验机构和研究者通报，并经其医疗器械临床试验管理部门及时通知该临床试验机构的伦理委员会。

第五十五条 申办者若采用电子临床数据库或者远程电子临床数据系统，应当确保临床数据的受控、真实，并形成完整的验证文件。

第五十六条 对于多中心临床试验，申办者应当保证在临床试验前已制定文件，明确协调研究者和其他研究者的职责分工。

第五十七条 对于多中心临床试验，申办者应当按照临床试验方案组织制定标准操作规程，并组织对参与试验的所有研究者进行临床试验方案和试验用医疗器械使用和维护的培训，确保在临床试验方案执行、试验用医疗器械使用方面的一致性。

第五十八条 在多中心临床试验中，申办者应当保证病例报告表的设计严谨合理，能够使协调研究者获得各分中心临床试验机构的所有数据。

第七章　临床试验机构和研究者职责

第五十九条　临床试验机构在接受临床试验前，应当根据试验用医疗器械的特性，对相关资源进行评估，以决定是否接受该临床试验。

第六十条　临床试验机构应当按照与申办者的约定妥善保存临床试验记录和基本文件。

第六十一条　负责临床试验的研究者应当具备下列条件：

（一）在该临床试验机构中具有副主任医师、副教授、副研究员等副高级以上相关专业技术职称和资质；

（二）具有试验用医疗器械所要求的专业知识和经验，必要时应当经过有关培训；

（三）熟悉申办者要求和其所提供的与临床试验有关的资料、文献；

（四）有能力协调、支配和使用进行该项试验的人员和设备，且有能力处理试验用医疗器械发生的不良事件和其他关联事件；

（五）熟悉国家有关法律、法规以及本规范。

第六十二条　临床试验前，临床试验机构的医疗器械临床试验管理部门应当配合申办者向伦理委员会提出申请，并按照规定递交相关文件。

第六十三条　研究者应当确保参与试验的有关工作人员熟悉试验用医疗器械的原理、适用范围、产品性能、操作方法、安装要求以及技术指标，了解该试验用医疗器械的临床前研究资料和安全性资料，掌握临床试验可能产生风险的防范以及紧急处理方法。

第六十四条　研究者应当保证所有临床试验参与人员充分了解临床试验方案、相关规定、试验用医疗器械特性以及与临床试验相关的职责，并确保有足够数量并符合临床试验方案入选标准的受试者进入临床试验、确保有足够的时间在协议约定的试验期内，按照相关规定安全地实施和完成临床试验。

第六十五条　研究者应当保证将试验用医疗器械只用于该临床试验的受试者，并不得收取任何费用。

第六十六条　研究者应当严格遵循临床试验方案，未经申办者和伦理委员会的同意，或者未按照规定经国家食品药品监督管理总局批准，不得偏离方案或者实质性改变方案。但在受试者面临直接危险等需要立即消除的紧急情况下，也可以事后以书面形式报告。

第六十七条　研究者负责招募受试者、与受试者或者其监护人谈话。研究者有责任向受试者说明试验用医疗器械以及临床试验有关的详细情况，告知受试者可能的受益和已知的、可以预见的风险，并取得受试者或者其监护人签字和注明日期的知情同意书。

第六十八条　研究者或者参与试验的其他人员，不应当强迫或者以其他不正当方式诱使受试者参加试验。

第六十九条　研究者在临床试验中发现试验用医疗器械预期以外的不良事件时，应当和申办者共同对知情同意书相关内容进行修改，按照相关工作程序报伦理委员会审查同意后，由受影响的受试者或者其监护人对修改后的知情同意书进行重新签名确认。

第七十条　研究者负责作出与临床试验相关的医疗决定，在发生与临床试验相关的不良事件时，临床试验机构和研究者应当保证为受试者提供足够、及时的治疗和处理。当受试者出现并发疾病需要治疗和处理时，研究者应当及时告知受试者。

第七十一条　在临床试验中出现严重不良事件的，研究者应当立即对受试者采取适当的治疗措施，同时书面报告所属的临床试验机构医疗器械临床试验管理部门，并经其书面通知申办者。医疗器械临床试验管理部门应当在 24 小时内书面报告相应的伦理委员会以及临床试验机构所在地省、自治区、直辖市食品药品监督管理部门和卫生计生主管部门。对于死亡事件，临床试验机构和研究者应当向伦理委员会和申办者提供所需要的全部资料。

第七十二条　研究者应当记录临床试验过程中发生的所有不良事件和发现的器械缺陷，并与申办者共同分析事件原因，形成书面分析报告，提出继续、暂停或者终止试验的意见，经临床试验机构医疗器械临床试验管理部门报伦理委员会审查。

第七十三条　研究者应当保证将临床试验数据准确、完整、清晰、及时地载入病例报告表。病例报告表由研究者签署姓名，任何数据的更改均应当由研究者签名并标注日期，同时保留原始记录，原始记录应当清晰可辨识。

第七十四条　临床试验机构和研究者应当确保临床试验所形成数据、文件和记录的真实、准确、清晰、安全。

第七十五条　临床试验机构和研究者应当接受申办者的监查、核查以及伦理委员会的监督，并提供所需的与试验有关的全部记录。食品药品监督管理部门、卫生计生主管部门派检查员开展检查的，临床试验机构和研究者应当予以配合。

第七十六条　临床试验机构和研究者发现风险超过可能的受益，或者已经得出足以判断试验用医疗器械安全性和有效性的结果等，需要暂停或者终止临床试验时，应当通知受试者，并保证受试者得到适当治疗和随访，同时按照规定报告，提供详细书面解释。必要时，报告所在地省、自治区、直辖市食品药品监督管理部门。

研究者接到申办者或者伦理委员会需要暂停或者终止临床试验的通知时，应当及时通知受试者，并保证受试者得到适当治疗和随访。

第七十七条　临床试验机构和研究者对申办者违反有关规定或者要求改变试验数据、结论的，应当向申办者所在地省、自治区、直辖市食品药品监督管理部门或者国家食品药品监督管理总局报告。

第七十八条　临床试验结束时，研究者应当确保完成各项记录、报告。同时，研究者还应当确保收到的试验用医疗器械与所使用的、废弃的或者返还的数量相符合，确保剩余的试验用医疗器械妥善处理并记录存档。

第七十九条　研究者可以根据临床试验的需要，授权相应人员进行受试者招募、与受试者持续沟通、临床试验数据记录、试验用医疗器械管理等。研究者应当对其授权的人员进行相关的培训并形成相应的文件。

第八章　记录与报告

第八十条　在临床试验中，研究者应当确保将任何观察与发现均正确完整地予以记录，并认真填写病例报告表。记录至少应当包括：

（一）所使用的试验用医疗器械的信息，包括名称、型号、规格、接收日期、批号或者系列号等；

（二）每个受试者相关的病史以及病情进展等医疗记录、护理记录等；

（三）每个受试者使用试验用医疗器械的记录，包括每次使用的日期、时间、试验用医疗器械的状态等；

（四）记录者的签名以及日期。

第八十一条 临床试验记录作为原始资料，不得随意更改；确需作更改时应当说明理由，签名并注明日期。

对显著偏离临床试验方案或者在临床可接受范围以外的数据应当加以核实，由研究者作必要的说明。

第八十二条 申办者应当准确、完整地记录与临床试验相关的信息，内容包括：

（一）试验用医疗器械运送和处理记录，包括名称、型号、规格、批号或者序列号，接收人的姓名、地址，运送日期，退回维修或者临床试验后医疗器械样品回收与处置日期、原因和处理方法等；

（二）与临床试验机构签订的协议；

（三）监查报告、核查报告；

（四）严重不良事件和可能导致严重不良事件的器械缺陷的记录与报告。

第八十三条 研究者应当按照临床试验方案的设计要求，验证或者确认试验用医疗器械的安全性和有效性，并完成临床试验报告。多中心临床试验的临床试验报告应当包含各分中心的临床试验小结。

第八十四条 对于多中心临床试验，各分中心临床试验小结应当至少包括临床试验概况、临床一般资料、试验用医疗器械以及对照用医疗器械的信息描述、安全性和有效性数据集、不良事件的发生率以及处理情况、方案偏离情况说明等，并附病例报告表。

第八十五条 临床试验报告应当与临床试验方案一致，主要包括：

（一）一般信息；

（二）摘要；

（三）简介；

（四）临床试验目的；

（五）临床试验方法；

（六）临床试验内容；

（七）临床一般资料；

（八）试验用医疗器械和对照用医疗器械或者对照诊疗方法；

（九）所采用的统计分析方法以及评价方法；

（十）临床评价标准；

（十一）临床试验的组织结构；

（十二）伦理情况说明；

（十三）临床试验结果；

（十四）临床试验中发现的不良事件以及其处理情况；

（十五）临床试验结果分析、讨论，尤其是适应证、适用范围、禁忌证和注意事项；

（十六）临床试验结论；

（十七）存在问题以及改进建议；

（十八）试验人员名单；

（十九）其他需要说明的情况。

第八十六条　临床试验报告应当由研究者签名、注明日期，经临床试验机构医疗器械临床试验管理部门审核出具意见、注明日期并加盖临床试验机构印章后交申办者。

多中心临床试验中，各分中心临床试验小结应当由该中心的研究者签名并注明日期，经该中心的医疗器械临床试验管理部门审核、注明日期并加盖临床试验机构印章后交牵头单位。

第九章　试验用医疗器械管理

第八十七条　申办者应当参照国家食品药品监督管理总局有关医疗器械说明书和标签管理的规定，对试验用医疗器械作适当的标识，并标注“试验用”。

第八十八条　试验用医疗器械的记录包括生产日期、产品批号、序列号等与生产有关的记录，与产品质量和稳定性有关的检验记录，运输、维护、交付各临床试验机构使用的记录，以及试验后回收与处置日期等方面的信息。

第八十九条　试验用医疗器械的使用由临床试验机构和研究者负责，研究者应当保证所有试验用医疗器械仅用于该临床试验的受试者，在试验期间按照要求储存和保管试验用医疗器械，在临床试验后按照国家有关规定和与申办者的协议对试验用医疗器械进行处理。上述过程需由专人负责并记录。研究者不得把试验用医疗器械转交任何非临床试验参加者。

第十章　基本文件管理

第九十条　临床试验机构、研究者、申办者应当建立基本文件保存制度。临床试验基本文件按临床试验阶段分为三部分：准备阶段文件、进行阶段文件和终止或者完成后文件。

第九十一条　临床试验机构应当保存临床试验资料至临床试验结束后 10 年。申办者应当保存临床试验资料至无该医疗器械使用时。

第九十二条　临床试验基本文件可以用于评价申办者、临床试验机构和研究者对本规范和食品药品监督管理部门有关要求的执行情况。食品药品监督管理部门可以对临床试验基本文件进行检查。

第十一章　附　　则

第九十三条　本规范下列用语的含义：

医疗器械临床试验机构，是指经国家食品药品监督管理总局会同国家卫生和计划生育委员会认定的承担医疗器械临床试验的医疗机构。如无特别说明，本规范中“临床试验机构”即指“医疗器械临床试验机构”。

试验用医疗器械，是指临床试验中对其安全性、有效性进行确认或者验证的拟申请注册的医疗器械。

申办者，是指临床试验的发起、管理和提供财务支持的机构或者组织。

研究者，是指在临床试验机构中负责实施临床试验的人。如果在临床试验机构中是由一组人员实施试验的，则研究者是指该组的负责人，也称主要研究者。

伦理委员会，是指临床试验机构设置的对医疗器械临床试验项目的科学性和伦理性进行审查的独立的机构。

医疗器械临床试验管理部门，是指临床试验机构内设置的负责医疗器械临床试验组织管理和质量控制的处室或者部门。

多中心临床试验，是指按照同一临床试验方案，在三个以上（含三个）临床试验机构实施的临床试验。

受试者，是指被招募接受医疗器械临床试验的个人。

知情同意，是指向受试者告知临床试验的各方面情况后，受试者确认自愿参加该项临床试验的过程，应当以签名和注明日期的知情同意书作为证明文件。

知情同意书，是指受试者表示自愿参加临床试验的证明性文件。

监查，是指申办者为保证开展的临床试验能够遵循临床试验方案、标准操作规程、本规范和有关适用的管理要求，选派专门人员对临床试验机构、研究者进行评价调查，对临床试验过程中的数据进行验证并记录和报告的活动。

监查员，是指申办者选派的对医疗器械临床试验项目进行监查的专门人员。

核查，是指由申办者组织的对临床试验相关活动和文件进行系统性的独立检查，以确定此类活动的执行、数据的记录、分析和报告是否符合临床试验方案、标准操作规程、本规范和有关适用的管理要求。

核查员，是指受申办者委托对医疗器械临床试验项目进行核查的人员。

检查，是指监管部门对临床试验的有关文件、设施、记录和其他方面进行的监督管理活动。

检查员，是指监管部门选派的对医疗器械临床试验项目进行检查的人员。

偏离，是指有意或者无意地未遵循临床试验方案要求的情形。

病例报告表，是指按照临床试验方案所规定设计的文件，用以记录试验过程中获得的每个受试者的全部信息和数据。

终点，是指用于评估临床试验假设的指标。

源数据，是指临床试验中的临床发现、观察和其他活动的原始记录以及其经核准的副本中的所有信息，可以用于临床试验重建和评价。

源文件，是指包含源数据的印刷文件、可视文件或者电子文件等。

不良事件，是指在临床试验过程中出现的不利的医学事件，无论是否与试验用医疗器械相关。

严重不良事件，是指临床试验过程中发生的导致死亡或者健康状况严重恶化，包括致命的疾病或者伤害、身体结构或者身体功能的永久性缺陷、需住院治疗或者延长住院时间、需要进行医疗或者手术介入以避免对身体结构或者身体功能造成永久性缺陷；导致胎儿窘迫、胎儿死亡或者先天性异常、先天缺损等事件。

器械缺陷，是指临床试验过程中医疗器械在正常使用情况下存在可能危及人体健康和生命安全的不合理风险，如标签错误、质量问题、故障等。

标准操作规程，是指为有效地实施和完成临床试验中每项工作所拟定的标准和详细的书面规程。

临床数据，是指在有关文献或者医疗器械的临床使用中获得的安全性、性能的信息。

第九十四条 医疗器械临床试验伦理审查申请审批表等文书的格式范本由国家食品药品监督管理总局另行制定。

第九十五条 本规范不适用于按照医疗器械管理的体外诊断试剂。

第九十六条 本规范自2016年6月1日起施行。2004年1月17日发布的《医疗器械临床试验规定》（国家食品药品监督管理局令第5号）同时废止。

附录八 医学道德规范

医学道德规范：

一、医学道德规范

（一）医学道德规范的涵义

医学道德规范，就是社会制定或认可的关于医学界具有社会效用的行为应该如何的非权力规范。

（二）医学道德规范的类型

1. 根据医学道德所具有的普遍性、一般性和特殊性、多样性关系，医学道德规范可以两种分类类型：

（1）根据是否适用于古今中外整个医学界，分为“共同医学道德与特定医学道德”。

（2）根据是否具有根本、决定性，分为医学道德原则和医学道德规则。

2. 根据医学道德普遍的绝对正当性，可以把医学道德分为相对医学道德和绝对医学道德。

3. 根据医学道德的主观客观性，可以把医学道德划分为优良医学道德和恶劣医学道德。

二、国内外主要的医学道德规范

对于医学道德规范，古今中外有大量的概括，在当今影响比较大的主要有如下几种。

（一）我国主要的医学道德规范

1.《医务人员医德规范及其实施办法》中提出了七条医学道德规范。分别是：

（1）救死扶伤，实行社会主义的人道主义，时刻为患者着想，千方百计为患者解除病痛。

（2）尊重患者的人格与权利，对待患者，不分民族、性别、职业、地位、财产状况，都应一视同仁。

（3）文明礼貌服务。举止端庄，语言文明，态度和蔼，同情、关心和体贴患者。

（4）廉洁奉公。自觉遵纪守法，不以医谋私。

（5）为患者保守医密，实行保护性医疗，不泄露患者隐私与秘密。

（6）互学互尊，团结协作。正确处理同行间的关系。

（7）严谨求实，奋发进取，钻研医术，精益求精。不断更新知识，提高技术水平。

（1988年12月15日国家卫生部颁布）

2. 医学生誓词

健康所系，性命相托。

当我步入神圣医学学府的时刻，谨庄严宣誓：

我志愿献身医学，热爱祖国，忠于人民，恪守医德，尊师守纪，刻苦钻研，孜孜不倦，精益求精，全面发展。

我决心竭尽全力，除人类之病痛，助健康之完美，维护医术的圣洁和荣誉，救死扶伤，不辞艰辛，执着追求，为祖国的医药卫生事业的发展和人类的身心健康奋斗终生。

（国家教委高等教育司 1991 年 106 号文件附件四）

（二）国际主要医学道德规范

1. 世界医学会《日内瓦宣言》。

2. 世界医学会《国际医学道德守则》。